Pathogene Mikroorganismen

Campylobacter

Band II:

Vorkommen, Kontrollmöglichkeiten, Lebensmittelsicherheit

Pathogene Mikroorganismen

Campylobacter

Band II: Vorkommen, Kontrollmöglichkeiten, Lebensmittelsicherheit

G. Klein/F. Reich

BEHR'S...VERLAG

Bibliographische Information der Deutschen Nationalbibliothek
Die Deutsche Nationalbibliothek verzeichnet diese Publikation in der Deutschen Nationalbibliografie; detaillierte bibliografische Daten sind im Internet über http://dnb.d-nb.de abrufbar.

ISBN 978-3-89947-676-7

© B. Behr's Verlag GmbH & Co. KG • Averhoffstraße 10 • 22085 Hamburg
Tel. 0049 / 40 / 22 70 08-0 • Fax 0049 / 40 / 220 10 91
E-Mail: info@behrs.de • Homepage: http://www.behrs.de

1. Auflage 2013

Satz: Die Top Partner – Jörg Kalies, 85235 Unterumbach

Autoren

Univ.-Prof. Dr. med. vet. Günter Klein

Univ.-Prof. Dr. Günter Klein hat an der Freien Universität Berlin Veterinärmedizin studiert, ist Fachtierarzt für Lebensmittelhygiene sowie Diplomate of the European College of Veterinary Public Health. Nach Tätigkeit an der FU Berlin und am Bundesinstitut für Riskikobewertung, Berlin, ist er seit 2003 Direktor des Instituts für Lebensmittelqualität und -sicherheit an der Tierärztlichen Hochschule. Ebenfalls seit 2003 ist er Mitglied des Panels of Biological Hazards der Europäischen Behörde für Lebensmittelsicherheit (EFSA). Er ist Visiting Professor an der University of Sarajevo. Sein wissenschaftliches Interesse gilt dem gesundheitlichen Verbraucherschutz und der Lebensmittelmikrobiologie, insbesondere den pathogenen Erregern und Probiotika bzw. Starterkulturen.

Dr. med. vet. Felix Reich

Dr. med. vet. Felix Reich studierte von 1998 bis 2004 Veterinärmedizin an der Tierärztlichen Hochschule Hannover (TiHo). 2007 promovierte er zum Thema „Quantifizierung und Prävalenz thermophiler *Campylobacter* spp. in der Broilerschlachtung und Fleischverarbeitung im Rahmen einer Langzeitstudie“ am Institut für Lebensmittelqualität und -sicherheit der Stiftung Tierärztliche Hochschule Hannover. Heute ist er Akademischer Rat an der TiHo mit Schwerpunkt Lebensmittelmikrobiologie.

Inhaltsverzeichnis

1 Tenazität, Wachstum, Vermehrung und Überlebensfähigkeit

Campylobacter gilt als ein empfindliches Bakterium. Dies wird zumeist mit den mikroaeroben Wachstumseigenschaften und den für die Kultivierung im Rahmen mikrobiologischer Untersuchungen erforderlichen Spezialnährmedien begründet. Zudem sind die optimalen Wachstumsbedingungen recht eng begrenzt (siehe Tab. 1-1). Dennoch ist er in Europa der bedeutendste Lebensmittelinfektionserreger. Und er muss über die Schritte der Verarbeitung und Zubereitung in ausreichender Zahl und Lebensfähigkeit zum Konsumenten gelangen. Das bedeutet, dass der Organismus über Eigenschaften verfügen muss, die ihm ein Überleben auch unter widrigen Umwelteinflüssen erlauben. Die Widerstandsfähigkeit wird häufig mit dem Begriff der Tenazität bezeichnet.

Tab. 1-1 Wachstumseigenschaften von *C. jejuni* (PARK, 2002; JACKSON et al., 2009)

Parameter	Optimum	Minimum	Maximum
Temperatur	~ 42 °C	30 °C	47 °C
pH-Wert	6,5–7,5	4,9	9,0
NaCl-Konzentration		0,16 %*	1,55 %*
O_2	5 %		
CO_2		1 %	15 %

* beeinflusst von Temperatur und pH-Wert

Der Begriff Tenazität leitet sich vom lateinischen „tenacitas" ab und bedeutet Zähigkeit. Er hat sich als Bezeichnung für die Überlebensfähigkeit von Bakterien und Viren gegen verschiedene Umwelteinflüsse durchgesetzt. Im englischen Sprachgebrauch finden auch die Begriffe sensitivity, susceptibility oder resistance Anwendung, die Empfindlichkeit oder Widerstandsfähigkeit gegenüber verschiedenen Einflüssen bezeichnen.

Im Gegensatz zu anderen Lebensmittelinfektionserregern wie Salmonellen, vermehren sich die humapathogenen, mit Lebensmitteln assoziierten *Campylobacter* nicht außerhalb eines Wirtes. Sie sind wegen ihrer thermophilen und mikroaerophilen Eigenschaften an das Überleben im Warmblüterdarm angepasste Bakterien. Eine Vermehrung von *Campylobacter* in Lebensmitteln kann so unter den üblichen Lagerungsbedingungen weitgehend ausgeschlossen werden (HUMPHREY et al., 2007). Sie haben einen erheblichen Mangel an adaptiven Möglichkeiten gegenüber Stresseinwirkungen durch die Umwelt. Dennoch gelangen ausreichend Bakterien zum Verbraucher, um ein erhebliches Infektionspotenzial zu bieten: mit entsprechenden Kosten für die Gesellschaft.

Im Vergleich zu *Bacillus subtilis* oder *E. coli* (siehe Tab. 1-2), aber auch weiteren lebensmittelpathogenen Bakterien, fehlen ihnen bedeutende Regulatoren des Stressabwehrsystems (Park et al., 2000; Park, 2002; Birk et al., 2012). Dennoch sind *Campylobacter* in der Umwelt vorhanden und in der Lage, in Lebensmitteln ausreichend lange zu überleben. Sie werden für einen großen Teil der durch Lebensmittelverzehr verursachten Magen-Darminfektionen verantwortlich gemacht (siehe auch Band I).

Tab. 1-2 An der Stressantwort beteiligte Komponenten von *C. jejuni* im Vergleich zu *E. coli* und *B. subtilis* (Park, 2002)

Protein	Funktion	Vorhanden in		
		C. jejuni	*E. coli*	*B. subtilis*
Oxidativer Stress				
SoxRS	Positiv-Regulator für die Superoxid-Stress Antwort	-	+	-
OxyR	Positiv-Regulator für Peroxid-Stress Antwort	-	+	-
PerR	Negativ-Regulator für Peroxid-Stress Antwort	+	+	+
SodB o. SodF	Eisenhaltige Superoxid Dismutase	+	+	+
SodA	Manganhaltige Superoxid-Dismutase	-	+	+
KatA o. KatE	HP II, Katalase	+	+	+
KatG	HP I, Katalase	-	+	-
AhpC	Alkyl-Hydroperoxid-Reduktase	+	+	+
Osmoregulation				
ProP	Niedrigaffine Aufnahme von Prolin/Glycin Betain	+	+	+
ProU o. OpuC	Hochaffine osmoregulierte Aufnahme Kompatibler Solute	-	+	+

Behr's Verlag, Hamburg

Tab. 1-2 An der Stressantwort beteiligte Komponenten von *C. jejuni* im Vergleich zu *E. coli* und *B. subtilis* (Park, 2002) (Fortsetzung)

Protein	**Funktion**	**Vorhanden in**		
		C. jejuni	***E. coli***	***B. subtilis***
OtsAB	Osmoregulierende Trehalose Synthese	-	+	-
BetAB o. GbsAB	Osmoregulierendes Cholin – Glycin-Betain-Synthese-Weg	-	+	+
Stationäre Phase				
CsrA	Regulator für Kohlenstoff-speicherung	+	+	+
RpoS	Genereller Sigma-Faktor in gramnegativen Bakterien (Stressantwort)	-	+	-
SigB	Genereller Sigma-Faktor in grampositiven Bakterien (Stressantwort)	-	-	+
Hitze und Kälte Schock				
RpoH	Alternativer Sigma-Faktor zur Regulierung der Hitze-Schock Antwort	-	+	-
HspR	Negativ-Regulator der Hitze-Schock-Antwort	+	-	-
HrcA	Negativ-Regulator der Hitze-Schock-Antwort	+	-	-
GroELS, DnaJ, DnaK und Lon	Hitze-Schock Proteine	+	+	+
CspA	Haupt-Kälte-Schock-Protein	-	+	+
Quorum Sensing				
LuxI	Homoserin Lacton Synthese	-	-	-
Lux S	Autoinducer 2 Synthese Protein	+	+	+
ComQX	Peptid Pheromone Synthese	-	-	+
PhrC	CSF, extrazellulär signalisierende Pentapeptid Synthese	-	-	+

Tab. 1-2 An der Stressantwort beteiligte Komponenten von *C. jejuni* im Vergleich zu *E. coli* und *B. subtilis* (Park, 2002) (Fortsetzung)

Protein	Funktion	Vorhanden in		
		C. jejuni	*E. coli*	*B. subtilis*
Global Regulation				
Lrp	Global-Regulator des Metabolismus	-	+	+
Crp/Fnr	Katabolit-Gen-Aktivator oder anaerobes Regulator-Protein	+	+	+

Neuere Untersuchungen können durchaus Anpassungseigenschaften und Reaktionen auf verschiedene Stressoren belegen, mit denen sich diese Phänomene teilweise erklären lassen. Dennoch mangelt es vielfach an der Kenntnis über die tatsächlichen Regulationsmechanismen, sodass die Prozesse noch nicht vollständig verstanden werden können. Daher scheint es paradox, dass sich ein vermeintlich empfindliches Bakterium wie *Campylobacter*, bezogen auf die Kultivierungs- und Wachstumseigenschaften, zu solch einem bedeutenden Lebensmittelpathogen entwickeln konnte. Dem Verständnis der Überlebensmechanismen kommt jedoch eine große Bedeutung zu, wenn es darum geht, gezielte Interventionsmaßnahmen auf den verschiedenen Stufen der Lebensmittelkette umzusetzen (Park, 2002; Murphy et al., 2006).

Neben den Reaktionen auf die Umwelteinflüsse besteht auch die Möglichkeit, ein Dauerstadium einzunehmen, das als Viable but non culturable-Stadium (VBNC) bezeichnet wird (Rollins und Colwell, 1986).

Zudem machen sich *Campylobacter* extrazelluläre Substanzen und andere Bakterien zu Nutze, um in einem synergistischen Verbund Oberflächen zu besiedeln, Biofilme zu bilden und sich somit gegenseitig vor unvorteilhaften Bedingungen in ihrer Umgebung zu schützen (Joshua et al., 2006; Jackson et al., 2009).

Diese Faktoren müssen ebenfalls berücksichtigt werden, wenn es darum geht zu bewerten, inwieweit der Ausbreitung von *Campylobacter* in der Lebensmittelkette Einhalt geboten werden kann und geeignete Bekämpfungsmaßnahmen identifiziert und umgesetzt werden können.

1.1 Sauerstoffempfindlichkeit

Campylobacter spp. sind mikroaerophile Bakterien, die nur unter einer reduzierten Sauerstoffatmosphäre wachsen (ca. 5 % O_2). Obwohl *Campylobacter* während der Verarbeitung und Lagerung der sauerstoffhaltigen Umgebungsluft ausgesetzt sind, überleben genug Bakterien auf Lebensmitteln, um zu einer Erkrankung beim Menschen zu führen.

Des Weiteren ist ein Schutz gegenüber reaktiven Sauerstoffverbindungen für das intrazelluläre Überleben von Bedeutung, einem wichtigen Teil der Pathogenese von *Campylobacter* (siehe auch Band I Kapitel 3).

Zur Vermeidung von Sauerstoff bedingten Schäden müssen die reaktiven Sauerstoffspezies inaktiviert werden. Diese umfassen Sauerstoff-Radikale, Wasserstoffperoxid und Hydroxyl-Radikale. Diese Substanzen sind unter anderem Teil der Immunreaktion von Wirtsorganismen gegenüber bakteriellen Pathogenen (Day et al., 2000).

Die eisenhaltige Superoxid-Dismutase (SodB) baut Superoxid-Anionen zu Wasserstoffperoxid und Sauerstoff ab (Pesci et al., 1994). Wasserstoffperoxid kann durch das Protein Katalase (KatA) zu Wasser und Sauerstoff abgebaut werden. Diesem kommt eine große Bedeutung für das intrazelluläre Überleben in Makrophagen zu (Day et al., 2000). Ein weiteres Protein ist AhpC, eine Eisen regulierte Alky-Hydroxid-Reduktase und vermittelt eine Widerstandsfähigkeit gegenüber Hydroxyl-Peroxiden (Baillon et al., 1999).

In der Umwelt können Mischkulturen mit aeroben Bakterien wie *Pseudomonas* spp. die Überlebensfähigkeit von *Campylobacter* unter Sauerstoffeinfluss verbessern (Hilbert et al., 2010). Neben der Co-Kultur mit anderen Bakterien konnte auch eine schützende Wirkung in Verbindung mit *Acanthamoeba castellanii* nachgewiesen werden. Es gibt Berichte, nach denen in Amöben internalisierte *Campylobacter* für Broiler infektionsfähig waren. Die Autoren vermuten, dass *Campylobacter* durch die Internalisierung durch Amöben Desinfektionsmaßnahmen entgehen kann (Snelling et al., 2008). Allerdings wurden in einer anderen Studie internalisierte *Campylobacter* schnell inaktiviert. Ein schützender Effekt war für 5 h beobachtet worden. Innerhalb von 24 h kam es zu einer Abnahme der intrazellulären *Campylobacter* um den Faktor 200. Eine Vermehrung von *Campylobacter* innerhalb der Amöben wurde ausgeschlossen. Der Schutz der Internalisierung war also sehr begrenzt, die Infektion eines neuen Wirtes muss also zeitnah erfolgen, oder es muss ein ständiger Nachschub von *Campylobacter* enthaltenden Amöben erfolgen. Dies ist aber in einem Wasserleitungssystem mit Biofilmen durchaus denkbar.

Ein positiver Effekt für das Überleben von *Campylobacter* in Co-Kultur mit *A. castellanii* besteht allerdings in einer extrazellulären Wachstumsförderung von *Campylobacter* unter aeroben Bedingungen. Vermutlich verbrauchen die Amöben in dem Medium gelösten Sauerstoff und die diesen damit aus der Wachstumsumgebung von *Campylobacter* entfernten (Bui et al., 2012).

Der Wechselwirkung mit anderen Organismen kommt somit eine besondere Bedeutung zu. Besonders im Hinblick auf wirksame Bekämpfungsmaßnahmen müssen auch die synergistisch wirkenden Organismen berücksichtigt werden.

Neben Wachstum in Co-Kultur ist die Überlebensfähigkeit unter Sauerstoffstress auch temperaturabhängig. Bei Untersuchungen zum Überleben unter aeroben Bedingungen und in Anwesenheit von Peroxiden (Paraquat: einem Superoxid-Anionen Bildner) *in vitro* wurden verschiedene *C. jejuni*-Stämme auf nichtselektive Nährmedien inokuliert und bei 4 °C, 25 °C und 42 °C bis zu 7 Tagen aerob oder unter Zusatz von Paraquat inkubiert, eine Vergleichsplatte wurde mikroaerob gehalten. Die Stämme wurden anschließend bei 42 °C unter mikroaeroben Bedingungen inkubiert, um die schädigende Wirkung von Sauerstoff oder Peroxid auf Überlebensfähigkeit zu bewerten. Es zeigte sich ein statistisch signifikanter Atmosphären-Effekt für die Inkubation bei 42 °C mit einer sehr starken Keimzahl-Reduktion bis Tag 3 (>5 Log_{10}-Stufen). Bei 25 °C war diese Reduktion bis Tag 7 zu beobachten. Während es bei 4 °C bis Tag 7 unter aeroben Bedingungen zu einer Keimzahlreduktion um nur 1 bis 2 Log_{10}-Stufen kam.

Der Temperatur-Effekt war ähnlich für Paraquat, wobei die Keimzahlreduktion generell größer war und auch bei 4 °C bei bis zu 3 Log_{10} KbE lag. Diese Beobachtungen legen eine gesteigerte Widerstandsfähigkeit von *Campylobacter* auf gekühlten Lebensmitteln nahe, auch wenn es unter den genannten Bedingungen zu keiner Vermehrung kommt. Es ist aber von Bedeutung, wenn der Einsatz von oxidierenden Substanzen auf das Reduzierungspotential bei Bekämpfungsmaßnahmen gegen *Campylobacter* bewertet wird (Garenaux et al., 2008).

Die Reaktion und Regulation der Antwort auf oxidativen Stress aus der Umwelt und im Wirtsorganismus unterscheidet sich von den anderen gramnegativen Darmbakterien. Mittlerweile wurden einige Gene und die beteiligten Proteine identifiziert, die *Campylobacter* als mikroaerophilem Bakterium das Überleben in einer sauerstoffhaltigen Umgebung ermöglichen. Ein wichtiger Regulator ist hier der

Campylobacter-oxidative-stress-regulator (CosR, einem Zwei-Komponenten-Regulator). Dieser wirkt bei der Expression der Schlüssel-Gene der Antwort auf oxidativen Stress (Atack und Kelly, 2009; Gundogdu et al., 2011; Hwang et al., 2011b).

1.2 Temperatur

Die optimalen Wachstumstemperaturen der thermophilen *Campylobacter* spp. liegen zwischen 37 und 42 °C. Bei Temperaturen unter 30 °C sind sie nicht mehr vermehrungsfähig, sodass ein Wachstum und eine Vermehrung unter den üblichen Lagerungsbedingungen im Lebensmittel ausgeschlossen werden können. Besonders bei Raumtemperatur reagieren *Campylobacter* empfindlich auf Austrocknung. Die Überlebensfähigkeit ist besser bei kühler Lagerung (Jacobs-Reitsma et al., 2000). Das Unvermögen, bei Temperaturen unter 30 °C vermehrungsfähig zu bleiben, wird bei *C. jejuni* auf das Fehlen bestimmter Kälteschockproteine zurückgeführt (Parkhill et al., 2000). Blaser et al. (1980) haben die Überlebensfähigkeit von *C. jejuni* in verschiedenen Medien bei unterschiedlichen Temperaturen überprüft. In Galle war der getestete Stamm bei Temperaturen von 37 °C vermehrungsfähig. Die Überlebensfähigkeit war in verschiedenen Matrizes wie Fäzes, Milch, Wasser und Urin bei 4 °C höher als bei 25 °C. Zudem zeigten Untersuchungen von Kelana und Griffiths (2003b, 2003a), dass eine gesteigerte Resistenz gegenüber erhöhten Salzkonzentrationen und niedrigeren pH-Werten bei Temperaturen von 4 °C bestand als bei 23 oder 30°C.

Ein Gefrieren (–15 bis –20 °C) kann die Keimzahl reduzieren, doch konnten noch nach bis zu drei Monaten *Campylobacter* in gefrorenen Fleischprodukten nachgewiesen werden (Oosterom et al., 1983; Abram und Potter, 1984; Barrel, 1984).

Während thermophile *Campylobacter* bei niedrigen Temperaturen über einen längeren Zeitraum überlebensfähig bleiben, sterben sie bei Temperaturen oberhalb ihres Wachstumsbereichs schnell ab (siehe Tab. 1-3). Erhitzungsprozesse, wie im Rahmen der Verarbeitung von Lebensmitteln üblich (z. B. bei der Pasteurisierung) sind ausreichend, um *Campylobacter* abzutöten (Waterman, 1982).

In gehacktem Rotfleisch, inokuliert mit ca. 10^7 Zellen *Campylobacter* pro Gramm, waren nach 10 Minuten Erhitzung bei 70 °C keine lebenden Keime mehr nachweisbar (Stern und Kotula, 1982). In gewolftem Geflügelfleisch wurden eine Überlebensfähigkeit von 20 Minuten bei 49 °C und 45 Sekunden bei 57 °C beobachtet (Blankenship und Craven, 1982). Hitzeresistenzstudien zu *C. coli* zeigten, dass eine übliche logarithmische Zellzahlverringerung in einem Temperaturbereich von 48,8 bis 55,1 °C stattfindet. Bei höheren Temperaturen (>56 °C) wurde ein sogenannter „tailing effect" nachgewiesen, bei dem keine logarithmische Reduktion erfolgte. Dies muss bei der Erhitzung von Lebensmitteln Berücksichtigung finden, wenn die Zubereitung nur bei milder Hitze erfolgt (Moore und Madden, 2000). Weitere Werte zur Hitzeresistenz von *Campylobacter* in verschiedenen Medien sind in Tabelle 1-3 dargestellt.

Tab. 1-3 Dezimalreduktionswerte (D10-Werte) von *Campylobacter* in verschiedenen Medien und bei verschiedenen Temperaturen

Spezies	Temperatur °C	Medium/ Lebensmittel	D_{10}-Wert s	z-Wert °C	Quelle
C. coli	49,9	Phosphat gepufferte NaCl-Lsg	381,0	6,1	(Moore und Madden, 2000)
	53,8		205,2		
	55,4		89,0		
	56,6		42,1		
	56,7		47,4		
	57,2		31,8		
	59,7		15,6		
	61,2		10,4		
C. jejuni[a]	51,5	Hirn-Herz-Bouillon	139,5–187,8	4,0–5,2	(Sakkaf und Jones, 2012)
	53,5		53,0–126,5		
	56,5		9,8–26,3		
	60		1,3–4,2		
C. jejuni	50	0,95 % NaCl-Lsg.	183 Min aerob	-	(Wagner et al., 2009)
			916 Min anaerob	-	
		Verdünnter (1:10) Fermenter Schlamm[b]	27 Min aerob	-	
			237 Min anaerob	-	

Tab. 1-3 Dezimalreduktionswerte (D10-Werte) von *Campylobacter* in verschiedenen Medien und bei verschiedenen Temperaturen (Fortsetzung)

Spezies	Temperatur °C	Medium/ Lebensmittel	D_{10}-Wert s	z-Wert °C	Quelle
C. jejuni	49	1 % Pepton-Lsg.	15,9 Min	-	(BLANKENSHIP und CRAVEN, 1982)
		Hähnchenfleisch	20,5 Min	-	
	51	1 % Pepton-Lsg.	4,9 Min	-	
		Hähnchenfleisch	8,77 Min	-	
	53	1 % Pepton-Lsg.	1,71 Min	-	
		Hähnchenfleisch	4,85 Min	-	
	55	1 % Pepton-Lsg.	0,64 Min	-	
		Hähnchenfleisch	2,12 Min	-	
	57	1 % Pepton-Lsg.	0,25 Min	-	
		Hähnchenfleisch	0,79 Min	-	
C. jejuni	50	Brühwasser (frisch)[c]	4,0 Min	-	(YANG et al., 2001)
		Brühwasser (10 h alt)[c]	13,3 Min	-	
	55	Brühwasser (frisch)[c]	0,2 Min	-	
		Brühwasser (10 h alt)[c]	0,4 Min	-	
	60	Brühwasser (frisch)[c]	<0,2 Min	-	
		Brühwasser (10 h alt)[c]	<0,2 Min	-	
C. jejuni	49,5	pasteurisierte Kuhmilch	15,8 Min	-	(WATERMAN, 1982)
	50,0		5,7–36,0 Min	-	
	51,5		1,8–4,7 Min	-	
	51,75		5,6 Min	-	
	52,0		5,2–12,5 Min	-	
	53,0		1,3 Min	-	
	53,5		1,0–2,2 Min	-	
	54,0		0,7 Min	-	
	54,5		0,8 Min	-	
	55,5		1,1 Min	-	
	55,5		0,6 Min	-	
	56,0		0,3–0,9 Min	-	

Tab. 1-3 Dezimalreduktionswerte (D10-Werte) von *Campylobacter* in verschiedenen Medien und bei verschiedenen Temperaturen (Fortsetzung)

Spezies	Temperatur °C	Medium/ Lebensmittel	D_{10}-Wert s	z-Wert °C	Quelle
C. jejuni	50	Herz-Infusions-Bouillon	36–39 Min	5,8–5,9 Min	(NGUYEN et al., 2006)
	55		4,6–5,3 Min		
	60		0,7–0,8 Min		
C. coli	50	Herz-Infusions-Bouillon	51–60 Min	5,5–6,3 Min	
	55		6,6 Min		
	60		0,9–1,4 Min		

[a] drei verschiedene Stämme (Sequenztypen nach MLST), isoliert von Mensch und Geflügel

[b] Schlamm aus einer Bioabfall Verarbeitungsanlage

[c] Wasser für den Brühprozess von Geflügelschlachtkörpern (NGUYEN, 2006)

Bei den Untersuchungen zur Absterberate von *Campylobacter* beim Erhitzen ist zu berücksichtigen, dass die Hitzeinaktivierung in Flüssigkeiten unter Laborbedingungen nicht direkt auf die Bedingungen in der Zubereitung von Lebensmitteln übertragbar ist. Die realen Bedingungen sind in der Regel sehr viel komplexer und von weiteren Faktoren wie der Zusammensetzung der Matrix und der Wärmequelle abhängig. Untersuchungen, die den Vorgang der Zubereitung von gekochtem Hähnchenfleisch in der heimischen Küche simulieren sollten, ergaben, dass die Hitze-Resistenz von *Campylobacter* im Lebensmittel deutlich höher sein kann (D-Wert bei 85 °C ca. 2 Minuten) als in den *in vitro*-Versuchen. Dabei spielen verschiedene Faktoren eine Rolle. Zum einen ist die Temperaturkonstanz in der heimischen Zubereitung nicht mit standardisierten Laborbedingungen vergleichbar, denn es kommt zu größeren Temperatur-Schwankungen beim Pfannenbraten oder Kochen. Zum anderen hat die komplexere Matrix einen Einfluss auf die Hitzeresistenz (DE JONG et al., 2012).

Die Reaktion auf Hitze-Schock kann auf verschiedenen Wegen erfolgen. Für *Campylobacter* sind folgende Mechanismen beschrieben: Es kommt zu einer veränderten Gen-Expression. Insbesondere Gene zur Aufrechterhaltung des Energiestoffwechsels, von Zellwandbestandteilen und für Transportproteine werden aufreguliert, während die Gene für Proteine zur Synthese oder Modifikation von Makromolekülen herunterreguliert werden (JACKSON et al., 2009). Daneben kommt der Bildung spezifischer Hitze-Schock-Proteine (HSP) eine besondere Bedeutung zu.

Konkel et al. (1998) fanden 24 Proteine, die von *C. jejuni* in direkter Folge auf einen Hitze-Schock synthetisiert wurden. Diese haben einen Einfluss auf die korrekte Faltung synthetisierter Proteine. Diese Proteine haben ebenfalls eine Bedeutung für die Besiedlung zum Beispiel des Geflügeldarms. Während seines Verweilens in der Umwelt und bei der Aufnahme in den Warmblüterorganismus ist eine schnelle Anpassung an unterschiedliche Temperaturen erforderlich, die mithilfe von Chaperon-Homologen (Chaperone sind Proteine, die bei der korrekten Faltung von neu synthetisierten Proteinen eine Rolle spielen) und HSP erreicht werden kann (Stintzi, 2003).

Bei Kälte-Einwirkung kommt es bei *Campylobacter,* ähnlich wie bei Temperaturen am oberen Maximum, zu einer Reduzierung der Wachstumsrate. Im Gegensatz zu anderen Bakterien fehlt aber das Haupt-Kälte-Schock-Protein CspA. Die molekularen Mechanismen der Kälteresistenz sind bisher nicht vollständig identifiziert worden. Unter Kälteeinwirkung erhöht sich jedoch der Energieverbrauch. Chemotaxis und Bewegungsfähigkeit bleiben erhalten (Hazeleger et al., 1998; Murphy et al., 2006).

1.3 Feuchtigkeit

Auf Austrocknung reagieren *Campylobacter* spp. sehr sensibel. Während auf feuchten Oberflächen der Schlachtumgebung und auf Schlachtkörpern ein Nachweis von *Campylobacter* möglich war, sank die Nachweisrate bei Abtrocknung. Auf Geflügelschlachtkörpern im Rahmen der Kühlung war der Reduktions-Effekt aufgrund einer stärker texturierten Haut und aufgrund kürzerer Prozesszeiten nicht so ausgeprägt wie bei Schweineschlachtkörpern mit einer weniger stark texturierten Hautoberfläche. Die schwächere Texturierung geht mit einer stärkeren Exposition der Bakterien gegenüber der Umgebungsluft einher. Dies scheint hier aber nicht alles ausschlaggebend zu sein. Sondern die Reduktion wurde als eine Folge der forcierten Umluft während der Kühlung und der damit verbundenen Abtrocknung der Oberflächen gesehen (Oosterom et al., 1983).

1.4 pH-Wert und saures Milieu

Das Wachstumsoptimum von C. *jejuni* liegt in einem pH-Wert-Bereich von 6,5 bis 7,5, das Maximum bei 9,0 bis 9,5 (DOYLE und ROMAN, 1981). Schon geringe Abweichungen vom optimalen pH-Wert-Wachstumsbereich führten zu einer Inaktivierung innerhalb von 24 Stunden bei pH 5,0 und zu einer Keimzahlreduzierung innerhalb von drei Tagen bei pH 9,0 (CHRISTOPHER et al., 1982). Bei pH-Werten von 2,3 ergaben sich innerhalb von fünf Minuten Keimzahlreduktionen um sieben Log_{10}-Stufen (BLASER et al., 1980).

Die Wirkung eines niedrigen pH-Wertes ist allerdings auch von dem Medium abhängig, in dem sich das Bakterium befindet. Es gilt aber zu berücksichtigen, dass Bakterien eine höhere Säuretoleranz aufweisen können, wenn sie in der umhüllenden Matrix von der direkten Einwirkung des niedrigen pH-Wertes geschützt sind. So können verschiedene Lebensmittel durchaus einen schützenden Effekt vor Säureeinwirkung haben und Bakterien auch die Magenpassage überstehen (WATERMAN und SMALL, 1998). In saurer Umgebung kann es bei *Campylobacter* zur Ausbildung des VBNC-Stadiums kommen. Damit sind sie in der Lage, beispielsweise in angesäuertem Tränkewasser zu überleben, um unter günstigeren Bedingungen wieder reaktiviert zu werden (CHAVEERACH et al., 2003). Die Wirkung des niedrigen pH-Wertes steht zudem mit der Umgebungstemperatur in Zusammenhang. Wenn *Campylobacter* einem pH-Wert von 5,5 ausgesetzt wurde, waren die Abtötungsraten bei 4 °C niedriger als bei Temperaturen von 22 °C oder 30 °C (KELANA und GRIFFITHS, 2003b).

Während Säure-Einwirkung, aber auch unter Sauerstoffstress, kommt es zu einer adaptiven Toleranz-Antwort (adaptive tolerance response, ATR) mit *de novo*-Synthese von Proteinen. Diese Proteine sind an Modifikationen, Reparatur und Biosynthese der Zelle beteiligt. Ebenfalls kommt es zur Aufregulierung von Stress-Proteinen und von Chaperonen, die ebenfalls in der Hitze-Schock-Antwort vorkommen. Es handelt sich hierbei demnach um eine Global-Antwort auf schädliche Einflüsse, wie sie auch bei *Salmonella* Typhimurium, *E. coli* oder *Aeromonas hydrophila* beobachtet wird (MURPHY et al., 2006; REID et al., 2008). Eine Untersuchung zur Stressantwort verschieden sensibler *Campylobacter jejuni*-Stämme in Folge einer Säurebelastung mit Essigsäure oder HCl zeigte eine gesteigerte Proteinbildung. Das Profil der gebildeten Proteine unterschied sich bei den unterschiedlich sensiblen Stämmen. Eine vielfältigere Protein-Induktion wurde bei einem robusteren Stamm festgestellt, während ein sensibler Stamm vermutlich durch einen Zusammenbruch des Metabolismus eine geringere Zahl von Proteinen exprimierte. Dennoch war die Zahl der induzierten Proteine insgesamt geringer als bei *Salmonella* oder *E. coli* unter vergleichbaren Bedingungen. Sie war vermutlich bedingt durch das Fehlen eines generellen Säure-Resistenz-Systems oder des Generellen-Stress-Regulator-Proteins RpoS. Die Untersuchung zeigte weiter, dass unter Säure-Stress einige Enzyme induziert werden, die aus der Reaktion auf oxidativen Stress bekannt sind. Die Reaktion beinhaltet Schritte des Eisenstoffwechsels und scheint mit der Antwort auf oxidativen Stress zusammenzuhängen (Birk et al., 2012).

1.5 Salz-Konzentration und hyperosmotischer Stress

Die optimale NaCl-Konzentration für die Vermehrung von *Campylobacter* liegt bei 0,5 %. Das sind Konzentrationen wie sie auch in den entsprechenden Medien zur Kultivierung eingesetzt werden. Die Empfindlichkeit gegenüber höheren Salzkonzentrationen ist abhängig von der Temperatur und dem Medium, in dem sich die Bakterien befinden (Jacobs-Reitsma et al., 2000; Kelana und Griffiths, 2003a). So war eine Salz-Konzentration von 1,5 % bei 42 °C für *C. jejuni* tolerierbar. Bei niedrigeren Temperaturen (25 °C) waren für Nalidixinsäure resistente Stämme NaCl-Konzentrationen bis 2,5 % unschädlich, während sensible Stämme bereits eine erhöhte Absterberate zeigten. Allerdings waren letztere bei 25 °C toleranter gegenüber hohen Salzkonzentrationen als bei Temperaturen am Wachstumsoptimum. Bei 4 °C war die Absterberate auch bei Salzkonzentrationen bis 4,5 % deutlich niedriger als bei 25 °C (3 Log_{10}-Stufen in zwei Wochen, gegenüber 1,2 bis 2,1 Tagen). Die Erniedrigung der Temperatur führt demnach zu einer deutlichen Resistenzsteigerung von *C. jejuni* gegenüber erhöhten Salzkonzentrationen (Doyle und Roman, 1982; Kelana und Griffiths, 2003b).

Die direkte Folge von osmotischem Stress, wie er bei erhöhten Salzkonzentrationen auftritt, ist ein Flüssigkeitsaustritt aus der Bakterienzelle und eine Verringerung des Turgor. Die meisten Bakterien reagieren kurzfristig durch intrazelluläre Aufkonzentrierung von Kalium-Ionen. Die Langfristreaktionen bestehen aus der Bildung oder Aufnahme osmotisch aktiver Substanzen, die keine negative Beeinflussung der Zellfunktion mit sich bringen wie die Aufkonzentrierung positiv geladener Kalium-Ionen. Bei *C. jejuni* scheinen bedeutende Mechanismen der Antwort auf osmotischen Stress zu fehlen (siehe Tab. 1-2). Ein funktionierender

K^+-Transporter ist nicht nachgewiesen. Die Endogene Synthese kompatibler Solute, wie Prolin, Glycin oder Betain, scheint ebenfalls zu fehlen (CAMERON et al., 2012).

Eine übliche physiologische Reaktion von *Campylobacter* auf Stressoren beispielsweise im Rahmen der Alterung der Kultur mit Eintreten von Nährstoffarmut und Hypoosmolarität, ist die Ausbildung des VBNC-Stadiums. Im Gegensatz dazu reagieren *Campylobacter* unter osmotischem Stress (Salz-Konzentrationen >0,5 %) mit einer Filamentisierung (<2 % NaCl) (CAMERON et al., 2012). Die Zellen werden länger, eine Teilung findet nicht statt. Dieses Phänomen ist für verschiedene Bakterien beschrieben worden. Es wird angenommen, dass diese Veränderung einen Überlebensvorteil für Bakterien bedeutet, der sich sehr unterschiedlich auswirken kann. Die Filamentisierung kann die Vermeidung der Phagozytose durch Makrophagen im Rahmen einer Infektion bewirken, oder eine erhöhte Virulenz mit sich bringen (Uropathogene *E. coli*; *Salmonella*). Sie wurde aber auch als Reaktion auf Stressoren aus der Umwelt beobachtet oder ging mit einer gesteigerten Resistenz gegenüber Antibiotika einher (JUSTICE et al., 2008).

Bei *Campylobacter* kommt es bei steigender Osmolarität (> +0,34 osmol/l bis +0,68 osmol/l, =>1,0 % bis 2,0 % NaCl) neben der Zellverlängerung zu einer Wachstumsreduktion bis hin zum Stillstand und einem Verlust der Motilität. Die Filamentisierung bleibt aus, wenn das Wachstum bei NaCl-Konzentration ≥ 2 % stark gehemmt wird. Das Verhalten gegenüber anderen ionischen ($MgCl_2$) und nicht-ionischen (Sucrose) osmotisch wirkenden Stressoren ist vergleichbar mit der Reaktion auf Kochsalz (CAMERON et al., 2012).

Bei der Antwort auf osmotischen Stress kommt es zu einer allgemeinen Stress-Antwort. Diese zeigt ebenfalls die Aufregulierung von Genen wie sie bei der Antwort auf oxidativen und Hitze-Stress vorgefunden werden (siehe oben). Zudem wurden verstärkt Kapselpolysacharide gebildet. Es wurde in diesem Zusammenhang eine gesteigerte Widerstandsfähigkeit gegenüber H_2O_2 festgestellt. Trotz der Aufregulierung von Hitze-Schock-Genen unter hyperosmotischen Bedingungen, führte dies nicht zu einer gesteigerten *in vitro*-Überlebensfähigkeit bei 45 °C. Die Aufregulierung geht ebenfalls mit der Bildung von Chaperonen einher, die unter osmotischem Stress bei der Reparatur und Faltung von Proteinen eine Rolle spielen (CAMERON et al., 2012). Die Reaktion von *Campylobacter* auf osmotischen Stress ist ein Ansatz zur Klärung über das Bestehen und Fortkommen in verschiedenen ökologischen Nischen wie Wirtsorganismen und somit von Bedeutung für die Überlebenseigenschaften (CAMERON et al., 2012).

1.6 Biofilme und Anheftung an Oberflächen

Biofilme sind im Verbund an Oberflächen angeheftete Mikroorganismen, die sich mit einer extrazellulären Matrix umgeben und sich so einen Vorteil gegenüber frei lebenden, suspendierten (planktonischen) Zellen verschaffen. Biofilme können an unterschiedlichen Orten vorgefunden werden: In Wasserleitungen, aber auch in Verweilkathetern oder auf lebendem Gewebe. Die Ansiedlung ist irreversibel, der Biofilm lässt sich durch mildes Abspülen nicht entfernen. Bakterien in Biofilmen bilden Mikrokolonien und können aus Bakterien unterschiedlicher Spezies bestehen. Neben Umweltkeimen können so auch Krankheitserreger Eingang in Biofilme finden, die als Reservoir für Kontaminationen und die Verbreitung der Krankheitserreger bedeutsam sind, da sich Bakterien aus dem Biofilm lösen können (DONLAN, 2002).

Campylobacter spp. können Biofilme im Wasser, auf Glas oder auf Edelstahl bilden (SOMERS et al., 1994; GUNTHER und CHEN, 2009). Dies ermöglicht ihnen, über einen längeren Zeitraum auch unter aeroben Bedingungen und in Medien mit geringem Nährstoffgehalt zu überdauern (ROLLINS und COLWELL, 1986; BUSWELL et al., 1998).

Untersuchungen von JOSHUA et al. (2006) zu Monokultur-Biofilmen von *C. jejuni* zeigten die Bildung verschiedener Formen unter mikroaeroben Bedingungen: 1) als Biofilm angeheftet an eine Oberfläche, 2) in Form eines Häutchens an eine Grenzfläche flüssig zu gasförmig in einer stationären Kultur oder 3) als nicht angeheftete Aggregate. Letztere ähneln in ihrer Struktur klassischen Biofilmen und schwimmen als Klumpen in dem flüssigen Medium. Eine deutliche Steigerung der Widerstandsfähigkeit gegenüber Umwelteinflüssen zeigte sich bei den aggregierten Formen im Vergleich zu planktonischen Zellen. Unter aeroben Bedingungen waren sogar stärkere Biofilmbildungen beobachtet worden als unter mikroaeroben Verhältnissen (REUTER et al., 2010). Zudem wird angenommen, dass aus einem *C. jejuni*-Biofilm ständig Bakterien in die Umwelt entlassen werden (siehe Abb. 1-1), die unter entsprechend vorteilhaften Bedingungen in Wirte oder geeignete Nischen gelangen können, um sich dort anzusiedeln. So ein Biofilm in der Wasserleitung oder im Tränkesystem stellt eine dauerhafte Quelle für den Eintrag von motilen infektionsfähigen *Campylobacter* dar (REUTER et al., 2010).

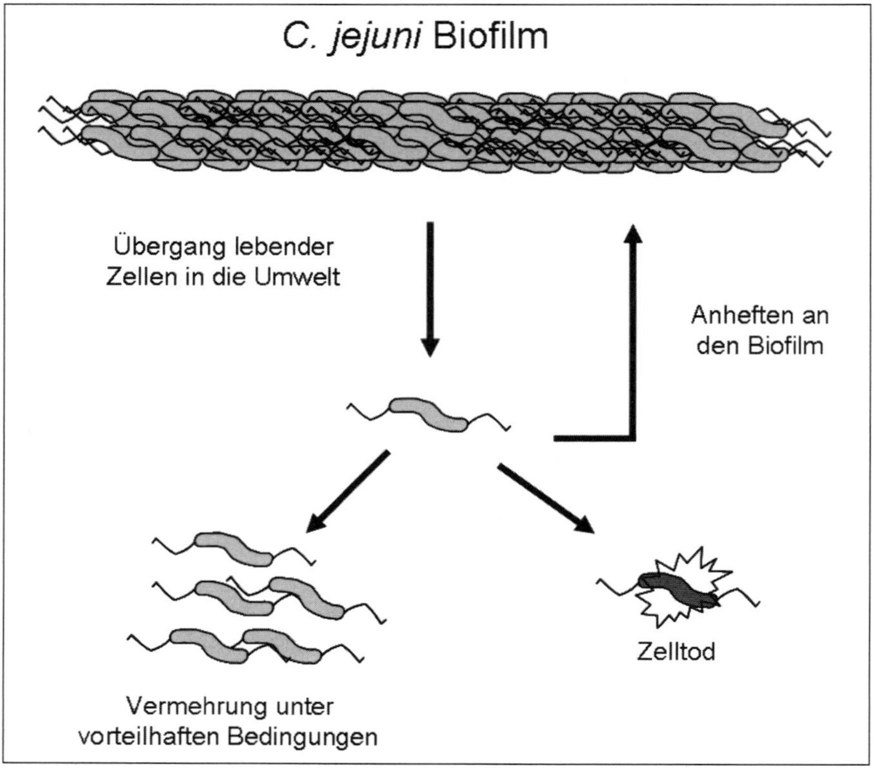

Abb. 1-1 Schicksal von *C. jejuni* in einem Biofilm (Reuter et al., 2010)

Das Ausmaß der erhöhten Überlebensfähigkeit von *C. jejuni* in Biofilmen wurde in verschiedenen Untersuchungen beschrieben. In einem Mischkultur-Biofilm mit *Pseudomonas* spp. wurde eine signifikant erhöhte Überlebensfähigkeit von *Campylobacter* während einer Inkubationsdauer von sieben Tagen bei 12 °C und 23 °C festgestellt. Der Vergleich kultureller Keimzählung und der direkten Zählung lebensfähiger Zellen (direct viable count, DVC) legte zudem nahe, dass *C. jejuni* in das VBNC-Stadium übergegangen waren (Trachoo et al., 2002).

In der Tat ist *C. jejuni* fähig, im VBNC-Stadium Biofilme zu bilden, wie in Untersuchungen an Edelstahloberflächen dargestellt wurde (Duffy und Dykes, 2009). Obwohl der Fokus der Untersuchungen zur Biofilm-Bildung von *Campylobacter* auf *C. jejuni* liegt, sind auch andere Spezies, insbesondere die anaeroben Spezies (*C. gracilis, C. showae, C. rectus, C: mucosalis, C. concisus, C. curvus*) zur Biofilmbildung in der Lage, wobei generell auch berücksichtigt werden muss, dass innerhalb einer Spezies Unterschiede zwischen einzelnen Stämmen bestehen (GUNTHER und CHEN, 2009).

HANNING et al. (2008) untersuchten die Überlebensfähigkeit von *C. jejuni* in Biofilmen zusammen mit Stämmen, wie sie üblicherweise in der Umgebung der Geflügelproduktion zu finden sind. Sie stellten fest, dass die Anheftung von *Campylobacter* an einen bestehenden Mischkultur-Biofilm zu einer gesteigerten Überlebensfähigkeit in der Umwelt führen kann. Sie folgerten, dass *C. jejuni* vermutlich selbst weniger an der Biofilm-Bildung als solcher beteiligt ist, sondern als Sekundärkeim in einem bestehenden Biofilm ansiedelt. Als primäre Biofilmbildner wurden *E. coli*, *Staphylococcus* sp., *Flavobacterium* sp., *Bacillus* sp. oder *Pseudomonas* sp. identifiziert. Dennoch ist *C. jejuni* durchaus in der Lage, selbst Biofilme in Monokultur zu bilden. Solche Biofilme weisen allerdings eine geringere Stabiliät gegenüber Scherkräften (Strömung im flüssigen Medium) auf als Mischkultur Biofilme.

ICA et al. (2012) untersuchten die Eigenschaften von Mono- und Mischkultur-Biofilmen von *C. jejuni*. Dabei wurde deutlich, dass es in einer Monokultur schnell zur Bildung von VBNC-Formen kam. Die Bakterien waren kulturell nicht mehr vermehrungsfähig. Vermutlich lag dies in dem im Medium gelösten Sauerstoff begründet, der als Stressor auf *C. jejuni* wirkte. Wurde der Biofilm hingegen aus einer Mischkultur mit *Pseudomonas aeruginosa* gebildet, so war *C. jejuni* weiterhin kultivierbar. Dies wird darauf zurückgeführt, dass die Partner der Mischkultur den vorhandenen Sauerstoff verbrauchen, somit für *Campylobacter* ein mikroaerobes Klima schaffen, sodass das VBNC-Stadium nicht initiiert wurde. Zudem war der Mischkultur-Biofilm robuster gegenüber höheren Fließgeschwindigkeiten des aquatischen Mediums.

Neben der Bewertung von Biofilmen in der Lebensmittelproduktionsumgebung kommt der Untersuchung von Biofilmen auch für die Beurteilung der Wasserqualität eine besondere Rolle zu. Die Untersuchung von Wasserproben umfasst üblicherweise die Testung auf *E. coli* oder coliforme Bakterien und Enterokokken. Untersuchungen zur Eignung dieser Indikatoren für das gleichzeitige Vorhandensein von *Campylobacter* ergaben jedoch keine Korrelation mit dem Anwesenheit von *Campylobacter* in der Wassersäule. Ebenso war *E. coli* aufgrund seiner Anheftungseigenschaften an Oberflächen nicht mit denen von *Campylobacter* vergleichbar, was ihn als Indikator für *Campylobacter* in Biofilmen ungeeignet macht. Fäkale Enterokokken oder fäkal coliforme Bakterien korrelierten jedoch positiv mit der Nachweisrate von *Campylobacter* in Biofilmen auf natürlichen Materialien wie Sediment, Schiefergestein und Holz. Deshalb erscheint es für die mikrobiologische Beurteilung von landwirtschaftlich genutzten Wassersammel- und -führungssystemen die Untersuchung von Biofilmen auf zuvor genannten Materialien anzuwenden. Insbesondere fäkale Enterkokken sollten als mikrobiologischen Hygieneparameter berücksichtigt werden (Maal-Bared et al., 2012).

Die Anheftung von Bakterien an Oberflächen wird von den Materialeigenschaften beeinflusst. Faktoren wie Hydrophobie/Hydrophilie spielen dabei eine Rolle, ebenso die elektrische Ladung der Zelle und des Materials, des Weiteren Faktoren wie die Struktur von Oberflächenmaterialien. Eine Untersuchung im Hinblick auf die Ladung und Hydrophobie/Hydrophilie und die damit einhergehenden Anheftungseigenschaften zeigten für *Campylobacter* eine erhöhte Anheftungsrate an Materialien wie Edelstahl und Glas, während an das stark hydrophobe Polyurethan keine Anheftung erfolgte. Es wurde auch statistisch ein Zusammenhang mit der Hydrophobie/Hydrophilie ermittelt. Die Ladung der Zelloberfläche hingegen zeigte keinen Effekt. Dass dennoch eine Anheftung an den hydrophoben Edelstahl erfolgte, lag vermutlich an der gröberen Oberflächenstruktur im Vergleich zu dem Kunststoff. Die Phänomene waren zudem abhängig von dem untersuchten *Campylobacter*-Stamm (Nguyen et al., 2011).

Die Anheftungsraten werden des Weiteren durch wechselnde Oberflächen-Eigenschaften der Bakterien-Zelle beeinflusst. Dies ist auch von der Lebensweise als planktonische oder sessile Form abhängig (siehe auch Kap. 1.8).

Für eine effektive Anheftung an Oberflächen ist eine funktionierende Flagelle/Geissel und damit aktive Beweglichkeit erforderlich. Zudem wird angenommen, dass von den die Oberfläche modifizierenden Strukturen der Zelloberfläche ebenfalls ein Effekt ausgeht. Outer Membrane Proteins (OMPs) oder Kapsuläre Polysaccharide (CPSs) und Lipooligosaccharide (LOSs) sind als Adhesine oder Virulenzfaktoren bekannt und bei der Besiedlung von Wirtsorganismen beteiligt. Eine Wirkung auf die Anheftung an abiotische Oberflächen wird daher ebenfalls angenommen. Die von Bakterien ausgeschiedenen extrazellulären Polysaccharide bilden Schleime und eine extrazelluläre Matrix. Diese modifizieren die Eigenschaften der Umgebungsoberflächen für eine erfolgreiche Anheftung. *Campylobacter* bildet ebenfalls extrazelluläre Substanzen und Schleim, die am Anheftungsgeschehen an Oberflächen beteiligt sein können. Eine Möglichkeit, die Anheftung an

Oberflächen zu reduzieren, wäre eine Modifizierung der Oberflächen-Materialien in der Umgebung der Lebensmittelverarbeitung (JOSHUA et al., 2006; NGUYEN et al., 2011; NGUYEN et al., 2012).

Biofilmbildung und die Eigenschaften der planktonischen Zellen scheinen durch ein Zwei-Komponenten-System CprRS reguliert zu werden (*Campylobacter* planktonic growth regulation). Es kommt nur in *Campylobacteriaceae* hochkonserviert vor und scheint somit eine besondere Rolle in dieser Bakterienfamilie zu spielen. Dieser Regulator beeinflusst die Beweglichkeit des Bakteriums, seine Osmotoleranz und Toleranz gegenüber oxidativen Stress. Ebenso hat das System Einfluss auf die Kolonisierbarkeit von Broilern. CprRS-freie Mutanten wiesen eine geringere Kolonisierfähigkeit bei Broilern auf und sind gleichzeitig sensitiver gegenüber oben genannten Stressoren. Die Mutanten zeigten aber eine gesteigerte Biofilm-Bildungs-Fähigkeit, möglicherweise um die gesteigerte Sensitivität gegenüber Umwelteinflüssen auszugleichen. Zudem steigert die höhere Konzentration von Zellen im Biofilm den Koloniesierungseffekt (SVENSSON et al., 2009).

1.7 VBNC

Unter widrigen Umwelteinflüssen können Bakterien unterschiedlicher Spezies ein viable but non culturable-Stadium einnehmen, in dem sie auf Labormedien nicht mehr kultivierbar, aber dennoch lebensfähig sind. Sie zeigen weiter eine, wenn auch reduzierte, Stoffwechselaktivität. Diese Umwelteinflüsse umfassen verschiedene Stressoren, denen ein Bakterium in seiner Umwelt ausgesetzt ist: wie Temperaturen außerhalb des Wachstumsoptimums, erhöhte oder verringerte Salzkonzentrationen. Auch Nährstoffknappheit oder Behandlungsverfahren von Lebensmitteln, durch die Bakterien abgetötet werden sollen führen zur VBNC-Form (wie Pasteurisieren oder Chlorieren von Wasser) (OLIVER, 2005). Dieses Stadium ist auch für *Campylobacter* beschrieben und wird nach Einwirkung verschiedener Stressoren ausgebildet.

Die Reaktion auf unvorteilhafte Temperaturen ist von großer Bedeutung, weil dies bei der Behandlung und Zubereitung von Lebensmitteln regelmäßig vorkommt. Die längerfristige Einwirkung besonders niedriger Temperaturen bei der Kühllagerung oder der Hitzeschock während der Erwärmung von Speisen sind Beispiele dafür.

Bei Versuchen zur Ausbildung des VBNC-Stadiums von *C. jejuni* im wässrigen Medium bei 4 °C lagen zu Versuchsbeginn ca. 16 % der Gesamtpopulation im VBNC-Stadium. Bereits nach 15 Tagen war der Anteil auf ca. 50 % gestiegen und nach 25 Tagen waren 90 % der Population nicht mehr kultivierbar. Unter Hitzeeinwirkung geschah diese Umwandlung deutlich schneller, denn bei Inkubation bei 60 °C waren bereits nach 15 Minuten 90 % der getesteten Population nicht mehr kultivierbar. Bei der Einwirkung von Temperaturstress war eine Veränderung der Zellmorphologie zu beobachten. Unter dem Mikroskop waren nicht die typischen gewundenen Formen zu finden, sondern die Bakterien waren mehrheitlich kokkoid geworden und geschrumpft. Besonders die Schrumpfung und Abrundung der Bakterienzellen sind typische Veränderungen die im VBNC-Stadium bei verschiedenen Bakterien Genera auftreten (Tangwatcharin et al., 2006; Oliver, 2010). Die Inaktivierung der Zellen bei gleichzeitig verbleibender Stoffwechselaktivität wird als eine Überlebensstrategie der Bakterien angenommen. Allerdings hat dies nur einen Vorteil für das Bakterium, wenn zu einem späteren Zeitpunkt die Reaktivierung dieser Dauerstadien in die vermehrungsfähige Form möglich ist. Der eindeutige Nachweis ist allerdings nicht immer einfach, weil bei den Untersuchungen sichergestellt sein muss, dass nicht fälschlicherweise kultivierbare Anteile der Population übersehen wurden und so eine vermeintliche Reaktivierung vortäuschen. Neben der Fähigkeit zur Reaktivierung wird angenommen, dass nach Aufnahme der normalen Lebensweise bei pathogene Mikroorganismen auch die Infektionsfähigkeit erhalten bleibt (Oliver, 2005, 2010).

Untersuchungen zu Reaktivierungsfähigkeit und Erhalt der Infektionsfähigkeit sind auch für *Campylobacter* beschrieben worden. Cappelier et al. (1999) wiesen eine Reaktivierung von VBNC-Zellen in embryonierten Hühnereiern nach. Die reaktivierten C. *jejuni*-Stämme waren danach in der Lage, an HeLA-Zellen anzuheften und zeigten somit Pathogenitätspotential. In einer weiteren Untersuchung von verschiedenen *C. jejuni*-Stämmen in künstlichem Seewasser wurde eine Überlebensfähigkeit von bis zu 152 Tagen in der VBNC-Form festgestellt. Die Reaktivierung der VBNC-*Campylobacter* aus bis zu 60 Tage alten Kulturen gelang mittels *in vivo*-Passage in Mäusen, wenn in den Kulturen aktive Zellen in einer Konzentration von ca. 10^4 bis 10^5/ml vorhanden waren (Baffone et al., 2006).

Eine genaue Aussage, welche Bedingungen vorliegen müssen, unter denen eine Reaktivierung von VNBC-*Campylobacter* erfolgreich ist, kann bisher noch nicht pauschal gegeben werden. Es gibt durchaus Berichte, bei denen eine Passage der VNBC-Stadien über den Darm von Broilern nicht zu einer Reaktivierung führte (Ziprin und Harvey, 2004).

Die Ausbildung des VBNC-Stadiums unter Kälte-Stress erfolgt auch in einer nährstoffreichen Umgebung. Wurde *C. jeuni* in einer Lebensmittelmatrix (Hähnchenfleisch) inokuliert, kam es innerhalb der Lagerung von 38 Tagen Ausbilung von VNBC-*Campylobacter*. In anschließenden Kultivierungsversuchen mit Standardmethoden waren keine *Campylobacter* mehr nachweisbar. In Co-Kultur mit Caco-2-Zellen konnte eine Reaktivierung einzelner VNBC-*Campylobacter*-Stämme erreicht werden. Sie zeigten Invasionsfähigkeit, ein Indiz für die Virulenz der reaktivierten Stämme. Diese war jedoch stark herabgesetzt im Vergleich zu Kulturen mit normalen aktiven Stämmen. Weiteren Aufschluss über die Virulenz-Eigenschaften brachte die parallele Untersuchung der Expression bedeutender Virulenzgene. Der Nachweis der Gene war auch bei VBNC-Stämmen möglich, allerdings auf einem niedrigeren Niveau als bei Zellen aus einer stationären Phase-Kultur. (CHAISOWWONG et al., 2012).

Diese Erkennnisse haben Folgen für die Bewertung der Sicherheit von Lebensmitteln, die als frische Ware vermarktet werden. Üblicherweise werden solche Lebensmittel während ihrer Vermarktungszeit durchgehend kühl gelagert. Zudem erlaubt die heutige Verpackungstechnologie eine längere Haltbarkeitsdauer.

Nicht nur *Campylobacter* können ein VBNC-Stadium ausbilden, auch für andere Bakterien ist das Stadium beschrieben worden (z. B. *E. coli* O157, *Listeria monocytogenes*, *Salmonella*, *Vibrio*). In dieser Form können pathogene Bakterien im Lebensmittel vorhanden sein, ohne dass mit derzeitigen kulturellen Standardmethoden ein Nachweis möglich ist. Das kann zu einem falschen Sicherheitsgefühl führen und sollte weiterhin zu einem sorgfältigen Umgang mit Lebensmitteln bei der Zubereitung mahnen, damit Gesundheitsgefahren vermieden werden (CHAISOWWONG et al., 2012).

Das VBNC-Stadium tritt ebenfalls in Biofilmen auf (siehe auch 1.6). Auch dort ist die Detektierbarkeit von *Campylobacter* erschwert und damit die Aussagefähigkeit von kulturell negativen Untersuchungsergebnissen aus Wasser- oder Lebensmittelproben in Frage gestellt. Der Trend sollte deshalb zur Ergänzung kultureller Nachweisverfahren mit kulturunabhängigen Untersuchungsmethoden führen. Dies sind zum Beispiel immunologische, molekularbiologische oder enzymbasierte Untersuchungsverfahren (WINGENDER und FLEMMING, 2011).

1.8 Weitere Komponenten der Stressantwort

Sigma-Faktoren haben eine große Bedeutung für die Stressantwort, indem sie die in der Antwort beteiligten Gene regulieren. *RpoS* ist ein Sigma-Faktor, der bei verschiedenen gramnegativen Bakterien wie *E. coli* und *Salmonella* vorkommt. In *E. coli* ist er an der Antwort auf Hitze- und Kälte-Stress sowie dem Überleben der Bakterien bei hyperosmotischem Stress in der stationären Phase beteiligt. Für *Campylobacter* sind drei Sigma-Faktoren beschrieben worden (*RpoD*, *RpoN*, *FliA*) (Parkhill et al., 2000; Hwang et al., 2011a).

Der Sigma-Faktor *RpoN* ist beteiligt an der Transkription von Genen der Flagella-Biosynthese. Wie bei der Untersuchung von unbeweglichen *RpoN* Mutanten festgestellt wurde, sind die Widerstandsfähigkeit gegenüber osmotischem und Säure-Stress beeinträchtigt sowie eine reduzierte Überlebensfähigkeit in statischen, unbewegten Kulturen beobachtet worden. Es zeigte sich jedoch eine erhöhte Resistenz gegenüber H_2O_2. Unbeeinflusst blieben Hitze- und Kälte-Reaktion sowie die Resistenz gegenüber Antibiotika (Hwang et al., 2011a).

Literatur

ABRAM, D. D.; POTTER, N. N. (1984): Survival of *Campylobacter* at different Temperatures in Broth, Beef, Chicken and Cod Supplemented with Sodium-Chloride. J. Food Prot. **47,** 795–800

ATACK, J. M.; KELLY, D. J. (2009): Oxidative stress in Campylobacter jejuni: responses, resistance and regulation. Future Microbiol. **4,** 677–690

BAFFONE, W., CASAROLI, A.; CITTERIO, B.; PIERFELICI, L.; CAMPANA, R.; VITTORIA, E.; GUAGLIANONE, E.; DONELLI, G. (2006): *Campylobacter jejuni* loss of culturability in aqueous microcosms and ability to resuscitate in a mouse model. Int. J. Food Microbiol. **107,** 83–91

BAILLON, M. L.; VAN VLIET, A. H.; KETLEY, J. M.; CONSTANTINIDOU, C.; PENN, C. W. (1999): An iron-regulated alkyl hydroperoxide reductase (AhpC) confers aerotolerance and oxidative stress resistance to the microaerophilic pathogen *Campylobacter jejuni*. J. Bacteriol. **181,** 4798–4804

BARREL, R. A. E. (1984): The Survival of *Campylobacter jejuni* in Red Meats stored at different Temperatures. Int. J. Food Microbiol. **1,** 187–196

BIRK, T. T.; TAKAMIYA WIK, M. M.; LAMETSCH, R. R.; KNOCHEL, S. S. (2012): Acid stress response and protein induction in *Campylobacter jejuni* isolates with different acid tolerance. BMC Microbiol. **12,** 174

BLANKENSHIP, L. C.; CRAVEN, S. E. (1982): *Campylobacter jejuni* survival in chicken meat as a function of temperature. Appl. Environ. Microbiol. **44,** 88–92

BLASER, M. J.; HARDESTY, H. L.; POWERS, B.; WANG, W. L. (1980): Survival of *Campylobacter fetus* subsp. *jejuni* in biological milieus. J. Clin. Microbiol. **11,** 309–313

BUI, X. T.; WINDING, A.; QVORTRUP, K.; WOLFF, A.; BANG, D. D.; CREUZENET, C. (2012): Survival of *Campylobacter jejuni* in co-culture with *Acanthamoeba castellanii*: role of amoeba-mediated depletion of dissolved oxygen. Environ. Microbiol. **14,** 2034–2047

BUSWELL, C. M.; HERLIHY, Y. M.; LAWRENCE, L. M.; MCGUIGGAN, J. T.; MARSH, P. D.; KEEVIL, C. W.; LEACH, S. A. (1998): Extended survival and persistence of *Campylobacter* spp. in water and aquatic biofilms and their detection by immunofluorescent-antibody and -rRNA staining. Appl. Environ. Microbiol. **64,** 733–741

CAMERON, A.; FRIRDICH, E.; HUYNH, S.; PARKER, C. T.; GAYNOR, E. C. (2012): The hyperosmotic stress response of *Campylobacter jejuni*. J. Bacteriol. **194,** 6116–6130

CAPPELIER, J. M.; MINET, J.; MAGRAS, C.; COLWELL, R. R.; FEDERIGHI, M. (1999): Recovery in embryonated eggs of viable but nonculturable *Campylobacter jejuni* cells and maintenance of ability to adhere to HeLa cells after resuscitation. Appl. Environ. Microbiol. **65,** 5154–5157

CHAISOWWONG, W.; KUSUMOTO, A.; HASHIMOTO, M.; HARADA, T.; MAKLON, K.; KAWAMOTO, K. (2012): Physiological characterization of *Campylobacter jejuni* under cold stresses conditions: its potential for public threat. J. Vet. Med. Sci. **74,** 43–50

CHAVEERACH, P.; TER HUURNE, A. A.; LIPMAN, L. J.; VAN KNAPEN, F. (2003): Survival and Resuscitation of Ten Strains of *Campylobacter jejuni* and *Campylobacter coli* under Acid Conditions. Appl. Environ. Microbiol. **69,** 711–714

CHRISTOPHER, F. M.; SMITH, G. C.; VANDERZANT, C. (1982): Effect of Temperature and pH on the Survival of *Campylobacter fetus*. J. Food Prot. **45,** 253–259

DAY, W. A.; JR.; SAJECKI, J. L.; PITTS, T. M.; JOENS, L. A. (2000): Role of catalase in *Campylobacter jejuni* intracellular survival. Infect. Immun. **68,** 6337–6345

DE JONG, A. E.; VAN ASSELT, E. D.; ZWIETERING, M. H.; NAUTA, M. J.; DE JONGE, R. (2012): Extreme Heat Resistance of Food Borne Pathogens *Campylobacter jejuni*, *Escherichia coli*, and *Salmonella typhimurium* on Chicken Breast Fillet during Cooking. Int. J. Microbiol. **2012,** 196841.doi:10.1155/2012/196841

DONLAN, R. M. (2002): Biofilms: microbial life on surfaces. Emerg. Infect. Dis. **8,** 881–890

DOYLE, M. P.; ROMAN, D. J. (1981): Growth and survival of *Campylobacter fetus* subsp. *jejuni* as a function of temperature and ph. J. Food Prot. **44,** 596–601

DOYLE, M. P.; ROMAN, D. J. (1982): Response of Campylobacter jejuni to sodium chloride. Appl. Environ. Microbiol. **43,** 561–565

DUFFY, L. L.; DYKES, G. A. (2009): The ability of *Campylobacter jejuni* cells to attach to stainless steel does not change as they become nonculturable. Foodborne Pathog. Dis. **6,** 631–634

GARENAUX, A.; JUGIAU, F.; RAMA, F.; DE JONGE, R.; DENIS, M.; FEDERIGHI, M.; RITZ, M. (2008): Survival of *Campylobacter jejuni* Strains from Different Origins Under Oxidative Stress Conditions: Effect of Temperature. Curr. Microbiol.

GUNDOGDU, O.; MILLS, D. C.; ELMI, A.; MARTIN, M. J.; WREN, B. W.; DORRELL, N. (2011): The *Campylobacter jejuni* transcriptional regulator Cj1556 plays a role in the oxidative and aerobic stress response and is important for bacterial survival in vivo. J. Bacteriol. **193,** 4238–4249

GUNTHER, N. W. T.; CHEN, C. Y. (2009): The biofilm forming potential of bacterial species in the genus *Campylobacter*. Food Microbiol. **26,** 44–51

HANNING, I.; JARQUIN, R.; SLAVIK, M. (2008): *Campylobacter jejuni* as a secondary colonizer of poultry biofilms. J. Appl. Microbiol. **105,** 1199–1208

HAZELEGER, W. C.; WOUTERS, J. A.; ROMBOUTS, F. M.; ABEE, T. (1998): Physiological activity of *Campylobacter jejuni* far below the minimal growth temperature. Appl. Environ. Microbiol. **64,** 3917–3922

HILBERT, F.; SCHERWITZEL, M.; PAULSEN, P.; SZOSTAK, M. P. (2010): Survival of *Campylobacter jejuni* under conditions of atmospheric oxygen tension with the support of Pseudomonas spp. Appl. Environ. Microbiol. **76,** 5911–5917

HUMPHREY, T.; O'BRIEN, S.; MADSEN, M. (2007): Campylobacters as zoonotic pathogens: A food production perspective. Int. J. Food Microbiol.

HWANG, S.; JEON, B.; YUN, J.; RYU, S. (2011a): Roles of RpoN in the resistance of *Campylobacter jejuni* under various stress conditions. BMC Microbiol. **11,** 207

HWANG, S.; KIM, M.; RYU, S.; JEON, B. (2011b): Regulation of oxidative stress response by CosR, an essential response regulator in *Campylobacter jejuni*. PloS one **6,** e22300

ICA, T.; CANER, V.; ISTANBULLU, O.; NGUYEN, H. D.; AHMED, B.; CALL, D. R.; BEYENAL, H. (2012): Characterization of mono- and mixed-culture *Campylobacter jejuni* biofilms. Appl. Environ. Microbiol. **78,** 1033–1038

JACKSON, D. N.; DAVIS, B.; TIRADO, S. M.; DUGGAL, M.; VAN FRANKENHUYZEN, J. K.; DEAVILLE, D.; WIJESINGHE, M. A.; TESSARO, M.; TREVORS, J. T. (2009): Survival mechanisms and culturability of *Campylobacter jejuni* under stress conditions. Antonie Van Leeuwenhoek **96,** 377–394

JACOBS-REITSMA, W.; NACHAMKIN, I.; BLASER, M. J. (2000): *Campylobacter* in the Food Supply. *Campylobacter* 2nd Edition **2,** 467–481

JOSHUA, G. W.; GUTHRIE-IRONS, C.; KARLYSHEV, A. V.; WREN, B. W. (2006): Biofilm formation in *Campylobacter jejuni*. Microbiology **152,** 387–396

JUSTICE, S. S.; HUNSTAD, D. A.; CEGELSKI, L.; HULTGREN, S. J. (2008): Morphological plasticity as a bacterial survival strategy. Nat. Rev. Microbiol. **6,** 162–168

KELANA, L. C.; GRIFFITHS, M. W. (2003a): Growth of autobioluminescent *Campylobacter jejuni* in response to various environmental conditions. J. Food Prot. **66,** 1190–1197

KELANA, L. C.; GRIFFITHS, M. W. (2003b): Use of an autobioluminescent *Campylobacter jejuni* to monitor cell survival as a function of temperature, pH, and sodium chloride. J. Food Prot. **66,** 2032–2037

KONKEL, M. E.; KIM, B. J.; KLENA, J. D.; YOUNG, C. R.; ZIPRIN, R. (1998): Characterization of the Thermal Stress Response of *Campylobacter jejuni*. Infect. Immun. **66,** 3666–3672

MAAL-BARED, R.; BARTLETT, K. H.; BOWIE, W. R.; HALL, E. R. (2012): *Campylobacter* spp. distribution in biofilms on different surfaces in an agricultural watershed (Elk Creek, British Columbia): using biofilms to monitor for *Campylobacter*. Int. J. Hyg. Environ. Health **215,** 270–278

MOORE, J. E.; MADDEN, R. H. (2000): The effect of thermal stress on *Campylobacter coli*. J. Appl. Microbiol. **89,** 892–899

MURPHY, C.; CARROLL, C.; JORDAN, K. N. (2006): Environmental survival mechanisms of the foodborne pathogen *Campylobacter jejuni*. J. Appl. Microbiol. **100,** 623–632

NGUYEN, H. T.; CORRY, J. E.; MILES, C. A. (2006): Heat resistance and mechanism of heat inactivation in thermophilic campylobacters. Appl. Environ. Microbiol. **72,** 908–913

NGUYEN, V. T.; FEGAN, N.; TURNER, M. S.; DYKES, G. A. (2012): Role of attachment to surfaces on the prevalence and survival of *Campylobacter* through food systems. J. Food Prot. **75,** 195–206

NGUYEN, V. T.; TURNER, M. S.; DYKES, G. A. (2011): Influence of cell surface hydrophobicity on attachment of *Campylobacter* to abiotic surfaces. Food Microbiol. **28,** 942–950

OLIVER, J. D. (2005): The viable but nonculturable state in bacteria. J. Microbiol. **43** 93–100

OLIVER, J. D. (2010): Recent findings on the viable but nonculturable state in pathogenic bacteria. FEMS Microbiol. Rev. **34,** 415–425

OOSTEROM, J.; DEWILDE, G. J. A.; DEBOER, E.; DEBLAAUW, L. H.; KARMAN, H. (1983): Survival of *Campylobacter jejuni* during poultry-processing and pig slaughtering. J. Food Prot. **46,** 702–&

PARK, S. F. (2002): The physiology of *Campylobacter* species and its relevance to their role as foodborne pathogens. Int. J. Food Microbiol. **74,** 177–188

PARK, S. F.; NACHAMKIN, I.; BLASER, M. J. (2000): Environmental Regulatory Genes. *Campylobacter* 2nd Edition **2.,** 423–440

PARKHILL, J.; WREN, B. W.; MUNGALL, K.; KETLEY, J. M.; CHURCHER, C.; BASHAM, D.; CHILLINGWORTH, T.; DAVIES, R. M.; FELTWELL, T.; HOLROYD, S.; JAGELS, K.; KARLYSHEV, A. V.; MOULE, S.; PALLEN, M. J.; PENN, C. W.; QUAIL, M. A.; RAJANDREAM, M. A.; RUTHERFORD, K. M.; VAN VLIET, A. H.; WHITEHEAD, S.; BARRELL, B. G. (2000): The genome sequence of the food-borne pathogen *Campylobacter jejuni* reveals hypervariable sequences. Nature **403,** 665–668

PESCI, E. C.; COTTLE, D. L.; PICKETT, C. L. (1994): Genetic, enzymatic, and pathogenic studies of the iron superoxide dismutase of *Campylobacter jejuni*. Infect. Immun. **62,** 2687–2694

REID, A. N.; PANDEY, R.; PALYADA, K.; NAIKARE, H.; STINTZI, A. (2008): Identification of *Campylobacter jejuni* genes involved in the response to acidic pH and stomach transit. Appl. Environ. Microbiol. **74,** 1583–1597

REUTER, M.; MALLETT, A.; PEARSON, B. M.; VAN VLIET, A. H. (2010): Biofilm formation by *Campylobacter jejuni* is increased under aerobic conditions. Appl. Environ. Microbiol. **76,** 2122–2128

ROLLINS, D. M.; COLWELL, R. R. (1986): Viable but nonculturable stage of *Campylobacter jejuni* and its role in survival in the natural aquatic environment. Appl. Environ. Microbiol. **52,** 531–538

SAKKAF, A. A.; JONES, G. (2012): Thermal Inactivation of *Campylobacter jejuni* in Broth. J. Food Prot. **75,** 1029–1035

SNELLING, W. J.; STERN, N. J.; LOWERY, C. J.; MOORE, J. E.; GIBBONS, E.; BAKER, C.; DOOLEY, J. S. (2008): Colonization of broilers by *Campylobacter jejuni* internalized within *Acanthamoeba castellanii*. Arch. Microbiol. **189,** 175–179

SOMERS, E. B.; SCHOENI, J. L.; WONG, A. C. (1994): Effect of trisodium phosphate on biofilm and planktonic cells of *Campylobacter jejuni, Escherichia coli* O157: H7, *Listeria monocytogenes* and *Salmonella typhimurium* Int. J. Food Microbiol. **22,** 269–276

STERN, N. J.; KOTULA, A. W. (1982): Survival of *Campylobacter jejuni* inoculated into ground beef. Appl. Environ. Microbiol. **44,** 1150–1153

STINTZI, A. (2003): Gene expression profile of *Campylobacter jejuni* in response to growth temperature variation. J. Bacteriol. **185,** 2009–2016

SVENSSON, S. L.; DAVIS, L. M.; MACKICHAN, J. K.; ALLAN, B. J.; PAJANIAPPAN, M.; THOMPSON, S. A.; GAYNOR, E. C. (2009): The CprS sensor kinase of the zoonotic pathogen *Campylobacter jejuni* influences biofilm formation and is required for optimal chick colonization. Mol. Microbiol. **71,** 253–272

TANGWATCHARIN, P.; CHANTHACHUM, S.; KHOPAIBOOL, P.; GRIFFITHS, M. W. (2006): Morphological and physiological responses of *Campylobacter jejuni* to stress. J. Food Prot. **69,** 2747–2753

TRACHOO, N.; FRANK, J. F.; STERN, N. J. (2002): Survival of *Campylobacter jejuni* in biofilms isolated from chicken houses. J. Food Prot. **65,** 1110–1116

WAGNER, A. O.; MALIN, C.; GSTRAUNTHALER, G.; ILLMER, P. (2009): Survival of selected pathogens in diluted sludge of a thermophilic waste treatment plant and in NaCl-solution under aerobic and anaerobic conditions. Waste Manag. **29,** 425–429

WATERMAN, S. C. (1982): The heat-sensitivity of *Campylobacter jejuni* in milk. J. Hyg. (Lond) **88,** 529–533

WATERMAN, S. R.; SMALL, P. L. (1998): Acid-sensitive enteric pathogens are protected from killing under extremely acidic conditions of pH 2.5 when they are inoculated onto certain solid food sources. Appl. Environ. Microbiol. **64,** 3882–3886

WINGENDER, J.; FLEMMING, H. C. (2011): Biofilms in drinking water and their role as reservoir for pathogens. Int. J. Hyg. Environ. Health **214,** 417–423

YANG, H.; LI, Y.; JOHNSON, M. G. (2001): Survival and death of *Salmonella* Typhimurium and *Campylobacter jejuni* in processing water and on chicken skin during poultry scalding and chilling. J. Food Prot. **64,** 770–776

ZIPRIN, R. L.; HARVEY, R. B. (2004): Inability of cecal microflora to promote reversion of viable nonculturable *Campylobacter jejuni*. Avian Dis. **48,** 647–650

2 Bedeutung und Bekämpfung von *Campylobacter*

Die Campylobacteriose ist eine bedeutsame Erkrankung in Bezug auf ihre Häufigkeit und ihre Folgen. Die Vielzahl der Erkrankungen ist zwar selbstlimitierend, aber es gibt auch schwere Folgeerkrankungen, die zu erheblichen Beeinträchtigungen für die betroffenen Personen führen. Dennoch sind auch die milden Verläufe von großer Bedeutung, weil allein die hohe Zahl der Erkrankungsfälle mit erheblichen Kosten für die Gesellschaft verbunden sind, z. B. durch Arbeitsausfall und direkte Kosten in der Heilkunde. Es ist deshalb das Ziel, die Erkrankungslast der Gesellschaft mit Bekämpfungsstrategien zu reduzieren. Aufgrund begrenzter Ressourcen muss zuvor ermittelt werden, auf welcher Ebene *Campylobacter* im Vergleich zu anderen lebensmittelassoziierten Krankheitserregern steht. Als nächste Stufe ist festzulegen, welche Reduzierungsmaßnahmen am erfolgversprechendsten sind. Dabei müssen die Häufigkeit des Vorkommens eines Krankheitserregers in einem bestimmten Lebensmittel berücksichtigt werden sowie die quantitative Belastung je verzehrter Portion. Letzteres kann durch quantitative Risikobewertungen erfolgen. Diese Formen der Risikobewertungen sind stark von einer umfassenden und möglichst vollständigen Datenlage abhängig. Mit fortschreitender epidemiologischer Kenntnis ist es daher wichtig, die Daten zu erweitern und so präzisere Modelle für alle Stufen der Lebensmittelkette erarbeiten zu können. Vergleiche zwischen verschiedenen Ländern sind bedeutsam, da ein intensiver Im- und Export zwischen einzelnen Ländern besteht. Eine reine Datenerhebung auf nationaler Ebene ist daher nicht ausreichend. Des Weiteren sind für die Gewinnung vergleichbarer Daten harmonisierte mikrobiologische Methoden erforderlich.

Auf dieser Grundlage müssen dann Strategien auf verschiedenen Stufen der Lebensmittelkette überprüft werden. Das Ziel dabei ist, mit möglichst geringem Kosten- und Arbeitsaufwand eine Minderung humaner Erkrankungsfälle zu erreichen.

Maßnahmen können einzelne isolierte Schritte sein, zum Beispiel ein abschließender Erhitzungsprozess bei der Herstellung eines Lebensmittels vor der Vermarktung. In der Regel wird dies aber nicht zur Anwendung kommen, weil viele relevante Lebensmittel frisch gekauft und in der heimischen Küche zubereitet werden.

Natürlich ist es wünschenswert, Lebensmittel zu produzieren, die so sicher sind, dass sie unter den üblichen Zubereitungsbedingungen nicht zu Erkrankungen beim

Verbraucher führen. Allerdings muss auch berücksichtigt werden, dass rohe Lebensmittel, besonders tierischer Herkunft, nicht frei von Mikroorganismen sein können. Dabei besteht auch immer die Möglichkeit, dass Krankheitserreger vorhanden sind. Es ist das Ziel, das Risiko einer Erkrankung durch den Verzehr von Lebensmitteln so gering wie möglich zu halten.

Strategien, die dafür erforderlich sind ein Lebensmittel aus mikrobiologischer Sicht sicherer zu machen, sind immer mit Kosten verbunden. Die Kosten fallen in der Regel dort an, wo Maßnahmen ergriffen werden müssen. Einige dieser Verfahren sind kostenintensiver als andere und haben möglicherweise dennoch einen geringeren Effekt. Natürlich würden auch diese helfen, das Expositionsrisiko in der Summe weiter einschränken. Es stellt sich die Frage, wer für die entstehenden Kosten aufkommen soll. Produzenten und Vermarkter werden eine geringere Motivation haben, kostenintensive Maßnahmen umzusetzen, wenn dies nicht auch zu einer Anerkennung durch den Verbraucher führt: z. B in der Bereitschaft höhere Preise zu bezahlen. Zudem sind viele Probleme nicht neu und wären durch einen ausreichend verantwortungsvollen Umgang mit dem Lebensmittel in Form angemessener Hygiene, insbesondere in der heimischen Küche, vermeidbar.

2.1 Campylobacteriose – Kosten und volkswirtschaftliche Bedeutung

Die Zahl der durch *Campylobacter* verursachten Erkrankungen ist in den letzten Jahren stark gestiegen und zu der am häufigsten nachgewiesenen Ursache für Gastroenteritiden in den Industrieländern geworden. Die Übertragung durch Lebensmittel ist der häufigste Weg (siehe auch Band I Kap. 3 und 4).

Damit sind hohe Kosten für die Volkswirtschaften verbunden, die sich nicht nur in tatsächlichen Kosten für die medizinische Versorgung oder Arztbesuche niederschlagen, sondern auch durch den Ausfall an Arbeitsleistung und den Verlust an individueller krankheitsfreier Lebenszeit. Zur Beurteilung der Krankheitslast (disease burden) werden verschiedene Mittel eingesetzt. Dies kann über Berechnungsmodelle dargestellt werden, die die Folgen für eine Volkswirtschaft beurteilen helfen. Ein häufig eingesetzter Indikator sind die um Behinderungen bereinigten Lebensjahre (Disability-Adjusted-Life-Years; DALY). Dieser umfasst die Zahl der durch Krankheit verlorenen Lebensjahre, also vorzeitiges Versterben sowie die Jahre, die mit einer Krankheit bzw. gesundheitlicher Beeinträchtigung gelebt werden. Letztere Zahl wird je nach Schweregrad der Erkrankung mit einem Gewichtungsfaktor von 0 bis 1 bewertet. Die durch eine Erkrankung verursachten direkten oder indirekten Kosten werden als cost of illness (COI) erfasst.

Bei der Entwicklung und Umsetzung von Maßnahmen zum Schutz der Gesundheit der Bevölkerung muss im Hinblick auf die damit verbundenen Kosten und unter Berücksichtigung der Zahl verschiedener durch Lebensmittel übertragbarer bakterieller Gefahren im Rahmen einer Kosten-Nutzen-Erwägung eine Prioritätenfestlegung erfolgen. Dabei sind die Folgen einer Erkrankung ebenso einzubeziehen wie die Inzidenz (KEMMEREN et al., 2006).

Die Abschätzung und Bewertung der DALY ist sehr von den verfügbaren Daten abhängig und erschwert somit einen Vergleich auf internationaler Ebene. Dennoch ist dieser Indikator wichtig für die Abschätzung der Effizienz von Maßnahmen, die Entscheidungsträger aufgrund limitierter Ressourcen gegeneinander abwägen müssen.

In Abschätzungen aus den Niederlanden wurden Kosten in Höhe von ca. 20 Millionen Euro ermittelt, die jährlich durch *Campylobacter*-Infektionen und Folgeerkrankungen anfallen (siehe Tab. 2-1). Es wurde von einer Inzidenz von 59.000 Krankheitsfällen ausgegangen. Die je nach Erkrankungsverlauf und Schweregrad abgeleiteten DALY werden unterschiedlich bewertet, wobei ungefähr die Hälfte durch Folgeerkrankungen verursacht werden. Nach dieser Abschätzung benötigen 20 % der Patienten mit akuter Gastroenterits (GE), verursacht durch *Campylobacter*, eine medizinische Versorgung. Ca. 25 Fälle enden tödlich und haben mit 65 % den größten Anteil an den GE-assoziierten DALY (KEMMEREN et al., 2006). Eine aktuellere Bewertung aus den Niederlanden unter Berücksichtigung weiterer lebensmittelassoziierter Krankheitserreger zeigt die Bedeutung der Campylobacteriosen an dem jährlichen Auftreten von Gastroenteritis (siehe Tab. 2-2). Insgesamt ist zu beobachten, dass die Inzidenz der Campylobacteriose seit 2004 deutlich gestiegen ist, dies gibt ebenso für Folgeerkrankungen. Für 2009 wurde *Campylobacter* insgesamt ein DALY von 3.250 zugeordnet. Die Autoren stellten fest, dass 2009 insgesamt 13.500 DALY (im Vergleich: Lungenentzündungen 79.000 DALY; Harnwegsinfektionen 15.900 DALY; Atemwegsinfektionen 10.100 DALY) auf lebensmittelassozierte Krankheitserreger zurückzuführen sind. Für *Campylobacter* spp. bedeutet das einen Anteil von 24 %. Etwa 45 % der DALY konnten einem Lebensmittelursprung zugeordnet werden und 2/3 dieses Anteils wurden auf Lebensmittel tierischen Ursprungs bezogen. Lebensmittel der Tierarten Rind inklusive Milchprodukte, Geflügel inklusive Eier und Schwein kommen auf jeweils etwa 1.300 bis 1.400 DALY (HAVELAAR et al., 2012).

Tab. 2-1 Schätzung der Auswirkung von humanen *Campylobacter*-Erkrankungen auf eingebüßte Lebensqualität und entstehende Kosten in den Niederlanden 2004 (KEMMEREN et al., 2006)

	Inzidenz[a]	DALY	Kosten Millionen €
Gastroenteritis	59.000	600	11,4
ohne Arztbesuch	45.000	30	4,1
mit Arztbesuch	14.000	140	5,2
Krankenhausaufenthalt	570	9	1,8
Todesfall	25	390	0,2
Folgeerkrankung	60		
Guillain-Barré-Syndrom	59	290	5,3
Reaktive Arthritis	1.000	100	0,1
Infectious Bowel Disease	22	250	3,0
Gesamt		**1300**	**19,6**

[a] Median

Tab. 2-2 Übersicht der Inzidenz-Schätzungen von Gastroenteritisfällen in den Niederlanden 2009 nach Erreger; Auszug (HAVELAAR et al., 2012)

Erreger	Fallzahl gesamt × 1000	Arztbesuch	Hospitalisierungen	tödlicher Ausgang
Fälle gesamt	4780[a] (3970–5670)[b]	220 (73–512)	22	n.v.
bakterielle Infektionen				
Campylobacter spp.	92 (13–251)	22 (11–40)	1 (0,4–2,0)	38 (25–53)
STEC O157	2,1 (0,2–8,8)	0,3 (0,01–0,9)	0,02	1 (0–3)
Salmonella spp.	35 (2,6–107)	5,3 (2,8–8,7)	1,2 (0,5–2,1)	40 (34–45)

Tab. 2-2 Übersicht der Inzidenz-Schätzungen von Gastroenteritisfällen in den Niederlanden 2009 nach Erreger; Auszug (Havelaar et al., 2012) (Fortsetzung)

Erreger	Fallzahl gesamt × 1000	Arztbesuch	Hospitalisierungen	tödlicher Ausgang
bakterielle Intoxikationen				
B. cereus	50 (19–111)	6,9 (1,7–19)	0,2 (0,1–0,5)	0
C. perfringens	168 (19–111)	31 (1,7–19)	0,3 (0,1–0,5)	4 (0–19)
S. aureus	292 (136–525)	41 (12–98)	1,5 (0,6–2,8)	7 (0–29)

[a] Mittelwert, [b] 2,5–97,5 Perzentil
n.v.: nicht verfügbar

In einer schwedischen Studie wurden die Auswirkungen von Erkrankungen durch *Campylobacter* und Verocytotoxin-produzierende *E. coli* (VTEC) verglichen. Jährlich werden ca. 7.000 *Campylobacter* und 300 VTEC Erkrankungen amtlich erfasst. Nach Abschätzungen zu Gesamt-DALY in Schweden haben gastrointestinale Erkrankungen einen Anteil von ca. 16 %. Ein Vergleich der DALY und COI für Infektionen durch *Campylobacter* und VTEC ergab für 2006 geschätzte Kosten in Höhe von 26,1 beziehungsweise 1,3 Millionen Euro. Dabei lagen die indirekten Kosten durch den Produktivitätsverlust der betroffenen bei 82 % für *Campylobacter* und bei 58 % für VTEC. DALY je Krankheitsfall wurde für *Campylobacter* mit 0,004 angegeben, während dieser Wert für VTEC bei 0,013 lag. Bezogen auf die Gesamt-DALY pro Jahr zeigte sich für *Campylobacter* ein Wert von 259 gegenüber 41 für VTEC. Dies erklärt sich durch die höhere Inzidenz von *Campylobacter*-Erkrankungen, die in der Regel aber weniger Hospitalisierungen mit sich bringen. Die VTEC-Erkrankungen haben zwar bezogen auf DALY und COI insgesamt eine geringere Auswirkung auf die Gesellschaft, resultieren aber in einer höheren Belastung für den Einzelfall ersichtlich aus dem höheren DALY je Erkrankung. Lebensmittel assoziierte Campylobacteriose-Fälle haben mit geschätzten 207 DALY die größte Bedeutung in Schweden (Toljander et al., 2012).

Ein weiteres Instrument, um die Auswirkungen von Erkrankungen und mögliche Behandlungs- und Interventionsstrategien zu bewerten, ist der Index des Quality-Adjusted-Life-Year (QALY). Dieser beschreibt den Verlust an Lebensqualität durch eine Erkrankung. Er bewegt sich zwischen 1 (vollständiges Wohlbefinden) und 0 (Tod). In einer systematischen Untersuchung aus den USA von Batz et al. (2012) wurden die wichtigsten lebensmittelassozierten Krankheitserreger in ihrer Bedeutung bewertet (siehe Tab. 2-3). Neben den durch die Erkrankungen verursachten gesellschaftlichen Folgen wie Kosten und Schätzungen zur eingebüßten Lebensqualität wurden die Krankheitserreger verschiedenen Lebensmittelkategorien zugeordnet (siehe Tab. 2-4). Aus diesen Daten wurde eine Rangordnung abgeleitet, in der eine Erreger-Lebensmittelkombination hinsichtlich ihrer Krankheitsfolgen (Kosten und QALY-Verlust) bestimmt wurde. *Campylobacter* aus Geflügelfleisch kommt der erste Platz zu, gefolgt von *Toxoplasma gondii* aus Schweinefleisch und *L. monocytogenes* aus Fleischerzeugnissen. *Salmonella enterica* aus Geflügelfleisch wurde auf Platz vier gesetzt. *Campylobacter* aus anderen Lebensmitteln folgen: auf Platz 19 Milchprodukte, Platz 27 pflanzliche Erzeugnisse, Plätze 31 bis 32 Schweinefleisch und Rindfleisch und Platz 41 Eier. Wenn Lebensmittel in ihrer Gesamtheit bezogen auf ihre Krankheitslast (QALY und COI) bewertet werden, kommt dem Geflügelfleisch in Summe die höchste Bedeutung zu. Bezogen auf die geschätzten Erkrankungszahlen stünde diese Gruppe an zweiter Stelle hinter den komplexen Lebensmitteln (zusammengesetzte Lebensmittel oder Mahlzeiten ohne Fleisch: z. B. Salate, Soßen, Sandwiches, etc.), gefolgt von pflanzlichen Lebensmitteln. Die komplexen und pflanzlichen Lebensmittel sind allerdings eher mit Norovirusinfektionen und insgesamt mit milderen Verlaufsformen assoziiert als Geflügelfleisch dem sowohl *Campylobacter*- als auch *Salmonella*-Infektionen zugeordnet werden. Das hat eine starke Anhebung von QALY-Verlust und COI zur Folge und führt zu einem höheren Ranking.

Tab. 2-3 Schätzungen zur Krankheitslast (Mittelwerte) verschiedener lebensmittelassoziierter Krankheitserreger in den USA; Auszug (SCALLAN et al., 2011; BATZ et al., 2012)

Erreger	Bestätigung Labor	Multiplikator		Fallzahl gesamt × 1000	Hospitali-sierungen	tödlicher Ausgang	QALY Verlust	Kosten in Millionen $
		nicht gemeldet	nicht diag-nostiziert					
gesamt	-	-	-	8.914	53.678	1.322	61.166	14.012
Campylobacter spp.	43.696	1,0	30,3	845	8.463	76	13.256	1.747
C. perfringens	1.295	25,5	29,3	965,95	438	26	876	309
L. monocytogenes	808	1,0	2,1	1,59	1.455	255	9.375	2.577
Salmonella enterica	41.930	1,0	29,3	1.027,6	19.336	378	16.782	3.309
E. coli O157	3.704	1,0	26,1	63,2	2.138	20	1.660	255

Tab. 2-4 Zuordnung lebensmittelassoziierter Krankheitserreger zu bestimmten Lebensmitteln in Prozent, Auszug (BATZ et al., 2012)

Lebensmittel	*Campylobacter* spp.		*C. perfringens*		*L. monocytogenes*		*Salmonella enterica*		*E. coli* O157	
	Ausbrüche[a]	Experten[b]	Ausbrüche[a]	Experten[b]	Ausbrüche[a]	Experten[b]	Ausbrüche[a]	Experten[b]	Ausbrüche[a]	Experten[b]
Rindfleisch	5,8	4,4	32,6	-	0	1,6	6,9	10,9	55,2	67,9
Getränke	0	0	0	-	0	0,2	1,1	1,7	2,1	3,2
Backwaren	0	0	0	-	0	0,2	2,6	0,3	0,7	0
Milchprodukte	50,8	7,8	0,6	-	30,0	23,6	5,6	7,3	5,6	4,0
Eier	0	2,6	0	-	0	0,3	11,8	21,8	0	0
Wildfleisch	1,7	2,0	0,3	-	0	0,3	0	1,6	0	3,2
Wurstwaren und Fleischgerichte	1,7	0,9	2,8	-	35,0	54,0	2,9	1,9	3,5	1,8
Komplexe Lebensmittel ohne Fleisch	10,8	0	24	-	15,0	0	18,7	0	13,3	0
Schweinefleisch	2,5	4,4	8,3	-	5,0	1,3	6,6	5,7	0	0,6
Geflügelfleisch	18,3	72,0	27,3	-	5,0	2,7	20,9	35,1	0,7	0,9
Pflanzliche Lebensmittel	5,8	5,2	3,0	-	5,0	8,7	17,6	11,7	18,2	18,4
Fischerei-Erzeugnisse	2,5	0,8	1,1	-	5,0	7,2	5,3	2,0	0,7	0,1

[a] Zuordnung aus Ausbruchsgeschehen mit bekannter äthiologischer Zuordnung 1999–2008

[b] Experten Einschätzung von 45 Lebensmittelwissenschaftlern aus den USA

In einer Studie aus Neuseeland wurde ebenfalls die Campylobacteriose mit ihren möglichen Folgeerkrankungen als bedeutendste lebensmittelassoziierte Erkrankung identifiziert, bezogen auf DALY und COI (Lake et al., 2010).

Nach Schätzungen der Europäischen Lebensmittelsicherheitsbehörde (EFSA) liegt die Zahl der durch *Campylobacter* verursachten Erkrankungen in den 27 EU-Mitgliedsstaaten bei ungefähr 9 Millionen Fällen jährlich (191.000 gemeldete Erkrankungs-Fälle in 2008), was zu einem DALY von 0,35 Millionen bei jährlichen Gesundheitskosten von 2,4 Milliarden Euro führt. Nach Schätzungen kommen 50–80 % der Campylobakteriose-Fälle dem Broilerreservoir als Ganzes zu, während Broilerfleisch einen Anteil von 20–30 % hat (EFSA, 2011). Daher wird ein starker Fokus auf die Bekämpfung von *Campylobacter* beim Geflügel und hier insbesondere beim Broiler gelegt.

2.2 Risikoidentifizierung, Risikobewertung und Interventionsmaßnahmen

Die Risikobewertung ist eine mathematische Methode, Risiken identifizieren und bewerten zu können. Sie bildet die Grundlage für die Umsetzung geeigneter Interventions- und Bekämpfungsmaßnahmen. Die Aussagekraft ist immer von der Dateneingabe und von dem Vorhandensein verwertbarer und zuverlässiger Daten abhängig. Die Vorhersagekraft kann stark reduziert sein, wenn Daten fehlen, weil Untersuchungen häufig nur einen begrenzten Umfang aufweisen oder Feldversuche im großen Maßstab nicht durchgeführt werden können. Dennoch sind die Instrumente der Risikobewertung wichtig, um unter Kosten-Nutzen-Erwägungen geeignete Konzepte zur Reduzierung eines Risikos entwickeln zu können.

Es gilt dabei aber auch zu berücksichtigen, dass verschiedene Berechnungsmodelle stark von den statistischen und systemischen Faktoren wie der Unsicherheit, dem Fehlen oder der Unvollständigkeit von Daten und unbekannten Größen in den Daten ergeben. Problematisch sind Abschätzungen von punktgenauen Werten, ein probablistisches Vorgehen ist vorzuziehen. Die Bewertung von Krankheitserregern ist zudem davon abhängig, welche Gewichtung den Parametern DALY oder QALY sowie den möglichen Erkrankungsfolgen, dem Schweregrad sowie den Qualitäts- oder Empfindensparametern zugesprochen werden. Kosten-Nutzen-Erwägungen oder Aufwandseinschätzungen spielen eine weitere wichtige Rolle (Powell et al., 2001; Kemmeren et al., 2006).

Dass unterschiedliche Bewertungsmodelle zu unterschiedlichen Rängen bei der Bewertung von Krankheitserregern führen, zeigt eine Untersuchung von HAVELAAR et al. (2012). Bezogen auf die Krankheitslast für die Gesellschaft (DALY/Jahr) sind *C. jejuni* und *T. gondii* von großer Bedeutung. Werden die individuellen Erkrankungs-Fälle berücksitchtigt (DALY/1000 Einwohner), dann sind *L. monocytogenes* und *T. gondii* aufgrund der schweren Folgen für die Betroffenen von großer Bedeutung.

Da mikrobiologische Gefahren durch Lebensmittel von großer Bedeutung für die menschliche Gesundheit sind, stellt die Risikoanalyse ein wichtiges Mittel zur Einstufung von Gefahren dar, die in einem Prozess entstehen können und die es in weiteren Schritten zu beherrschen gilt. Die Risikoanalyse setzt sich aus drei Komponenten zusammen: Risikobewertung, Risikomanagement und Risikokommunikation. Die Risikobewertung liefert dabei die wissenschaftliche Grundlage, mit deren Hilfe Empfehlungen für die Lebensmittelsicherheit und den Verbraucherschutz sowie im internationalen Handel gegeben werden können. Der Vorgang sollte dabei alle Produktionszweige umfassen, von der Farm bis zum Verzehr durch den Verbraucher. Auch im Geflügelbereich haben sich in den letzten Jahren Ansätze zur mikrobiologischen Risikobewertung (Microbiological Risk Assessment, MRA) etabliert (KELLY et al., 2003). Die Grundlage für MRAs liefert eine Empfehlung der Codex Alimentarius Commission (CAC, 1999), dort werden allgemeinverbindliche Begriffsbestimmungen gegeben und Prinzipien der Risikobewertung vorgestellt. Die vier bedeutenden Elemente eines MRA sind die Gefahrenidentifizierung (Hazard Identification), die Expositions-Abschätzung (Exposure Assessment), die Gefahrencharakterisierung (Hazard Characterization) und die Risikocharakterisierung (Risk Characterization).

Man unterscheidet die qualitative von der quantitativen MRA. Sie basieren auf denselben systematischen Erwägungen. Ein großer Unterschied liegt aber im Umfang der benötigen Datenmenge. In qualitativen Modellen wird mit Kategorien gearbeitet. Diese Form kann eine Grundlage für eine folgende quantitative MRA (QMRA) sein. In diesem vorgeschalteten Schritt wird bereits bewertet, ob genügend Daten vorliegen, um eine quantitative Risikobewertung zu ermöglichen. Im Rahmen der quantitativen MRA werden numerische Daten in Berechnungsmodellen verknüpft und Dosis-Wirkungsbeziehungen erarbeitet, die die genaue Abschätzung einer Gefahr erlauben sollen (2005). MRAs für *Campylobacter* werden durchgeführt, um das Ausmaß humaner Erkrankungen durch den Verzehr von z. B. Geflügelfleisch zu bestimmen. Besonders die in der Herstellung und Verarbeitung beteiligten Schritte sollen dabei im Hinblick auf ihren Beitrag zu diesem Risiko bewertet werden. Im Anschluss lassen sich mögliche Maßnahmen ableiten, die eine Reduzierung der Exposition des Verbrauchers erreichen können. Ein MRA ist eng mit der Anwendung eines HACCP-Konzeptes verknüpft. Derzeit ergeben sich jedoch noch Probleme bei der Erarbeitung von MRAs durch das Fehlen ausreichender quantitativer Daten zur Prozesskontamination (MEAD, 2004; EFSA, 2005).

Aus den in 2.1 dargestellten Sachverhalten ergibt sich der aktuelle Fokus der Risikobewertung zur Campylobacteriose, auf die Bedeutung des Geflügelfleischs. Die Frage, die sich hier stellt, ist ob eher eine quantitative Reduktion sinnvoll ist oder welchen Einfluss die Verringerung *Campylobacter*-belasteter Geflügelherden hat (Prävalenzsenkung).

ROSENQUIST et al. (2003) führten eine Risikobewertung zum Einfluss der Geflügelfleischproduktion und dem häuslichen Umgang mit dem Fleisch hinsichtlich der humanen Erkrankungsfälle durch. Eine Reduzierung von *Campylobacter* auf Broilerkarkassen um 2,0 Log_{10} würde demnach zu einer Senkung humaner Campylobacteriose-Fälle um den Faktor 30 führen. Eine Senkung der Herdenprävalenz zeigte eine 1:1-Beziehung. Daher führt eine Halbierung der Prävalenz nur zu einer Halbierung humaner Erkrankungen und hat somit einen weit geringeren Einfluss auf die Gesamtzahl humaner Erkrankungsfälle. Zu demselben Ergebnis führte auch die Bewertung einer Verbesserung der heimischen Küchenhygiene. Den größten Effekt zur Reduzierung der Campylobacteriose-Häufigkeit hat eine quantitative Reduzierung von *Campylobacter* auf Lebensmitteln. Ähnliche Tendenzen wurden bei einer Risikoabschätzung des BfR (LUBER und BARTELT, 2005) für den Verzehr von Geflügelfleisch in Deutschland ermittelt. Eine Senkung der Prävalenz *Campylobacter*-positiver Hähnchenbrust oder Hühnerkeulen auf Vermarktungsebene zeigte ebenfalls eine 1:1-Beziehung. Um die Fallzahlen der humanen Campylobacteriosen um 30 % zu senken, müsste die Prävalenz von *Campylobacter* in den Produkten um 30 % gesenkt werden. Der gleiche Effekt wäre allerdings bereits durch eine quantitative Reduktion von *Campylobacter* auf der Produktoberfläche um 0,1 Log_{10} erreichbar.

BRYNESTAD et al. (2008) modellierten die heimische Zubereitung von Hähnchenfleisch unter Berücksichtigung der Vermarktung und der Verhaltensweisen des Verbrauchers in Deutschland. Die erstellten Modell-Szenarien gingen von einem Ein- und Mehrpersonenhaushalt aus und beinhalten die Phasen vom Einkauf über die Zubereitung bis zum Verzehr. Als Hähnchenfleisch wurden frische oder gefrorene Hänchenschenkel (mit Haut) oder Brustfilet bewertet. Die Modell-Berechnungen ergaben, dass 74 % der Erkrankungsfälle in einer falschen Küchenhygiene (Kreuzkontaminationen) begründet wären, nur 3 % der Erkrankungen seien durch eine unzureichende Erhitzung des Fleisches hervorgerufen. Unter den Hähnchenfleischstücken, die eine erhöhte Exposition des Verbrauchers mit *Campylobacter* bedingen, sind insbesondere frische Hähnchenkeulen. Gefrorene Hähnchenteile hingegen würden aufgrund der niedrigen Belastung mit *Campylobacter* keinen Einfluss auf die Erkrankungsproblematik haben. Es wurde angenommen, dass Tiefgefrieren die Zahl an *Campylobacter* um 2,0 Log_{10}-Stufen reduziert. Zu berücksichtigen war zudem, wie hoch der Anteil an importiertem Geflügelfleisch ist. Zum Zeitpunkt der Untersuchung wurde er mit 70 % angenommen. Das bedeutet natürlich auch, dass rein nationale Bekämpfungsstrategien zur Verminderung von *Campylobacter* auf Lebensmitteln nicht ausreichend sind. Zusammenfassend stellten die Autoren die Bedeutung der Küchenhygiene fest, sind aber aufgrund des Wissens über das Verbraucherbewusstsein, der Meinung, dass eine weitere Reduzierung durch Aufklärungsmaßnahmen nicht zu erwarten sei. Sie sprachen der quantitativen Reduktion von *Campylobacter* auf dem Fleisch die größte Signifikanz zur Senkung der Krankheitshäufigkeit zu.

Ein Vergleich verschiedener QMRAs auf unterschiedlichen Stufen der Geflügelfleischgewinnung zeigt, dass die einzelnen Untersuchungen bereits gute Abschätzungen erlauben. In Zukunft muss aber versucht werden, weitere Teilaspekte einfließen zu lassen und damit Unsicherheiten aus generellen Annahmen zu vermindern. Diese notwendige Erweiterung der Datenlage umfasst die Identifizierung der *Campylobacter*-Stämme, zum Beispiel eine Einteilung in MLST-Typen; weitere Erkenntnisse zum Vorkommen verschiedener physiologischer Zustände von *Campylobacter*, zu deren Erfassung neu entwickelte PCR-Verfahren eingesetzt werden können; oder die unterschiedlichen immunologischen Reaktionen des Konsumenten in Abhängigkeit von der Virulenz des Erregers. Das alles erfordert in der Zukunft eine intensivere, vor allem quantitative, Datensammlung um diese Teilaspekte bewerten zu können (Nauta et al., 2009a).

Die Untersuchungen stellen über alle Stufen der Geflügelfleischgewinnung und Zubereitung dar, dass eine quantitative Reduktion derzeit der sinnvollste Schritt ist. Denn eine komplette Eliminierung von *Campylobacter* aus der Geflügelproduktion erscheint derzeit nicht möglich zu sein.

2.3 Kontrollmaßnahmen in der Primärproduktion

Aus den Darstellungen in 2.2 ergibt sich das Ziel der Keimzahlreduktion auf Schlachttierkörpern. Der Reduzierung des Anteils nicht mit *Campylobacter* belasteten Fleisches (niedrige Prävalenz) kommt eine geringere Bedeutung zu. Dennoch ist es sinnvoll, bereits in der Primärproduktion darauf hinzuwirken, den Eintrag von *Campylobacter* in die Geflügelherden zu verringern oder die Persistenz und Verbreitung zu minimieren. Verschiedene Maßnahmen und deren Einfluss auf *Campylobacter* sind in Tabelle 2-5 dargestellt.

Tab. 2-5 Möglichkeiten der Farm bezogenen Interventionen durch Hygiene- oder Behandlungsmaßnahmen (Cox und Pavic, 2010; Doyle und Erickson, 2012; Hermans et al., 2011)

Maßnahme		Effekt*
Stall- und Haltungsumgebung	Oberflächenbeschaffenheit im Hinblick auf Reinigung und Desinfektion	a
	Geeignete Reinigungs- und Desinfektionsprogramme	a
	Einstreubehandlung mit organischen Säuren	a
Behandlung von Transportkäfigen mit Säuren		a
Verbesserte Ausbildung der Tierhalter		a, b
Behandlung von Tränkewasser		a, b
Futtermittelzusatzstoffe		a, b
Futterzusammensetzung		
Probiotische Bakterien		b
Bakteriozine		b
Bakteriophagen		b
Präbiotika		b
Vakzinierung		a
passive Immunisierung		a
Competitive Exklusion-Flora		a
Antibiotic dissection		a

a Verminderung von Eintrag, Prävalenz oder Verbreitung von *Campylobacter*

b Verringerung der quantitativen *Campylobacter*-Belastung im Darm besiedelter Tier

Auf der Farm-Ebene werden verschiedene Ansätze diskutiert: 1. Hygienemaßnahmen, die unter dem Begriff der biologischen Sicherheit (Biosecurity) zusammengefasst werden; 2. die Steigerung der Wirtsresistenz, um eine Ansiedlung und Persistenz im Broilerdarm zu reduzieren (z. B. Vakzinierung, Competitive-Exclusion); 3. antimikrobielle Agenzien, um *Campylobacter* in bereits kolonisierten Tieren zu bekämpfen (z. B. Bakteriophagen, Bakteriozine). Derzeit kann aber mangels kommerzieller Verfügbarkeit nur die 1. Strategie umgesetzt werden. Die Strategien 2 und 3, obwohl vielversprechend, befinden sich noch im Entwicklungsstadium (LIN, 2009).

Biosicherheitsmaßnahmen sind alle Ansätze, die Krankheiten oder den Eintrag von Krankheitserregern verringern, indem die Exposition minimiert wird. Dies umfasst die Hygiene und den Zustand der Haltungsanlagen, Schädlingsbekämpfung und Personalhygiene. Letztere umfasst neben Hygieneschleusen auch einen begrenzten Personenzugang. Diese Maßnahmen sind zur Verminderung des Eintrags verschiedener Krankheitserreger wie *Salmonella* und *Campylobacter* geeignet. Reinigungs- und Desinfektionsmaßnahmen sind ein integraler Bestandteil dieser Strategie. Ebenso gibt es Möglichkeiten, Futtermittel oder Tränkewasser zu behandeln (COX und PAVIC, 2010; DOYLE und ERICKSON, 2012). Die konsequente Umsetzung der Maßnahmen kann zu einer signifikanten Reduktion der *Campylobacter*-Besiedlung in der Broiler-Population führen. Bereits einfache Maßnahmen wie der regelmäßige Wechsel des Desinfektionsmittels in Stiefelwaschwannen, die Reinigung desr Tränkesystems, oder die Anordnung des Belüftungssystems können helfen (GIBBENS et al., 2001). Das Fernhalten von Fliegen mittels Schutzgittern wurde als eine weitere Maßnahme identifiziert, den *Campylobacter*-Eintrag in Broiler-Herden zu reduzieren (HALD et al., 2007).

FRASER et al, (2010) führten eine Bewertung der Biosecurity-Maßnahmen auf Farmebene und die Einschätzung der Tierhalter mittels Befragung durch. Die Mehrheit der Befragten hatte bereits Hygienemaßnahmen umgesetzt. Die Bereitschaft für zusätzliche Maßnahmen zwischen einzelnen Durchgängen, wie verlängerte Leerstehzeiten, und Verzicht auf den Zwischenfang zeigte nur eine Minderheit und assoziierte diese Maßnahmen mit relativ hohen Folgekosten. Die Bereitschaft, Maßnahmen auf der Bestandsebene umzusetzen, wird umso kleiner je höher die erwarteten Kosten sind. Demnach wäre eine Umsetzung vermutlich nur über Strafzahlung bei nicht Durchführung oder Verpflichtungen zu erreichen.

Die Behandlung von Tränkewasser mit organischen Säuren kann zu einer Reduktion von *Campylobacter* führen. Die Verabreichung von Milchsäure (0,44 %-ig) im Tränkewasser führte während der Phase des Futterentzugs 10 bis 14 Stunden vor der Schlachtung zu einer signifikanten Senkung der Kropf-Belastung sowohl mit *Campylobacter* als auch mit Salmonellen und einer niedrigeren Belastung der geschlachteten Tiere (Byrd et al., 2001). Eigene Untersuchungen zum Einsatz eines kommerziell erhältlichen Säure-Präparats für den Einsatz im Tränkewasser führte im Bestand zu einer signifikanten Reduktion der *Campylobacter*-Besiedlung im Blinddarm um ca. 4 Log_{10}-Stufen im Vergleich zur Kontrollgruppe (Jansen, 2012).

Lin et al. (2009) betrachteten die Möglichkeiten der Vakzinierung von Broilern gegenüber *Campylobacter*, mit dem Ziel, die quantitative *Campylobacter*-Belastung im Blinddarm zu reduzieren und damit die Kontamination des Fleisches in der Schlachtung zu verringern. Bis zu zwei Wochen alte Küken sind natürlicherweise gegen eine Kolonisierung mit *Campylobacter* durch maternale Antikörper geschützt. Der schützende Effekt *Campylobacter*-spezifischer Antikörper soll im Rahmen einer Vakzinierung genutzt werden. Wenn es gelingt, diese im Rahmen der Immunatwort zu induzieren. Allerdings muss dafür der Teil der Immunantwort auf eine Besiedlung mit *Campylobacter* besser verstanden werden, um eine gezielte Entwicklung zu ermöglichen. Zudem müssen die Komponenten der Immunreaktion identifiziert und charakterisiert werden, um Angriffspunkte für eine Therapie zu finden. Outer-Membrane-Proteine oder Flagellen-Proteine spielen dabei eine Rolle (siehe auch Band I, Pathogenitätsmechanismen). Ziele der Vakzinbehandlung sollen die Verhinderung der Besiedlung mit *Campylobacter* sein oder eine signifikante Senkung der Keimzahl im Broilerdarm. Derzeit besteht noch weiterer Forschungsbedarf, um ein Vakzin zu entwickeln, insbesondere im Hinblick auf Kreuz-Protektivität und das Auslösen einer schnellen und starken Immunantwort. Dazu ist ebenfalls die Entwicklung von geeigneten Adjuvantien notwendig.

Alternativ bestünde die Möglichkeit der passiven Immunisierung, bei der direkt *Campylobacter*-spezifische Antikörper appliziert werden. Zum jetzigen Zeitpunkt ist keines der benannten Verfahren verfügbar. Sie bieten aber einen lohnenswerten Forschungsansatz (Hermans et al., 2011).

2.3.1 Bakteriophagen

Bakteriophagen sind gegen Bakterien gerichtete Viren, die hoch spezifisch sind. Sie sind in der Umwelt weit verbreitet. Überall wo Bakterien anzutreffen sind, ist auch von dem Vorhandensein angepasster Bakteriophagen auszugehen. Diese Viren eignen sich als Therapie gegen bakterielle Infektionen und könnten den Einsatz von Antibiotika reduzieren. Die Spezifität der Phagen ist Vorteil und Nachteil zugleich. Auf der einen Seite ermöglichen sie einen gezielten Einsatz gegenüber dem zu reduzierenden Krankheitserreger, ohne dabei andere Bakterien der normalen und erwünschten Flora zu schädigen. Auf der anderen Seite kann die Spezifität aber auch so groß sein, dass sie auf nur einen oder wenige Stämme einer Spezies oder Subspezies beschränkt ist. Das kann zu Ineffektivität führen, wenn kein passender Phage im Therapie-Ansatz vorhanden ist. Um diesem Umstand zu begegnen, werden Phagen-Cocktails unterschiedlicher Spezifität eingesetzt, um ein möglichst breites Wirkspektrum zu gewährleisten. Man unterscheidet zwischen temperenten/lysogenen und lytischen Phagen. Lysogenie bezeichnet ein Stadium, in dem Phagen nach Infektion der Bakterienzelle ihre DNA in die Wirtszell-DNA einbauen und mit dieser vermehrt werden. Auf diesem Wege können Bakterien an neue Gene gelangen, die von lysogenen Phagen mitgebracht werden. Die lytische Eigenschaft ist dadurch charakterisiert, dass es nach Replikation der Phagen in der Wirtszelle unter Zerstörung derselben zu einer Freisetzung einer großen Zahl infektiöser Phagen kommt. Diese führen wiederum so lange neue Infektions- und Vermehrungszyklen durch, bis keine Wirtszellen mehr vorhanden sind. Lysogene Phagen können durch bestimmte Stimuli auch die lytische Form annehmen. Generell sind eher lytische Phagen für den Einsatz als Therapeutikum von Interesse, wenn es um die Bekämpfung von Krankheitserregern geht. Mittlerweile gibt es einige kommerziell erhältliche Präparate in der Humanmedizin (Monk et al., 2010).

Neben dem Einsatz zur Intervention können Phagen auch zur Typisierung eingesetzt werden. Es existiert auch ein Typisierungsverfahren mit dem Einsatz von Phagen für *Campylobacter* (Frost et al., 1999)

Die Phagentherapie ist ein interessanter Ansatz für die Verminderung der *Campylobacter*-Verbreitung über Lebensmittel, insbesondere beim Geflügel. Da davon auszugehen ist, dass Phagen überall dort vorhanden sind, wo auch Wirtsbakterien anzutreffen sind, sollte es aus Sicht der Verbraucherakkzeptanz keine Bedenken geben, obwohl dieser Aspekt nicht außer Acht zu lassen ist.

Für eine erfolgreiche Phagentherapie sind verschiedene Bedingungen zu erfüllen: Vorhandensein spezifischer Phagen, Kenntnis über die Replikationseigenschaften, abhängig von der Konzentration des Wirtsorganismus, Anheftungseigenschaften und -Kinetik *in vivo* sowie der Inokulumdichte, die Anzahl der freigesetzten Phagen je Bakterienzelle (Burst size) etc. Ein diskutierter Nachteil der Phagentherapie ist die schnelle Entwicklung resistenter Bakterienstämme, dabei ist aber mit der auftretenden Resistenz nicht gezwungenermaßen eine Selektionsvorteil der *Campylobacter*-Stämme im Hinblick auf Virulenzeigenschaften oder der Wettbewerbsfähigkeit gegenüber der Wild-Typ-Population verbunden (Scott et al., 2007; Connerton et al., 2011).

Der Einsatz von Bakteriophagen kann auf verschiedenen Stufen der Lebensmittelkette erfolgen. In der Primärproduktion kann die Verabreichung von Phagen die *Campylobacter*-Konzentration im Darminhalt senken. Dabei kann der Effekt der Reduzierung direkt nach Applikation besonders stark ausfallen und mehrere Log_{10}-Stufen betragen. Dieser Einsatz wäre besonders kurz vor der Schlachtung interessant (Wagenaar et al., 2005). Loc Carillo (2005) untersuchten den Phagen-Einsatz *in vitro* unter Berücksichtigung des Phagen-Bakterien-Verhältnisses ausgedrückt als multiplicity of infection (MOI). Eine besonders hohe MOI kann eine Zerstörung der Bakterienzelle durch die Anheftung einer großen Zahl an Phagen bewirken (Destabilisierung der Bakterien-Zellmembran, auch als Inundation oder „Lysis from without" bezeichnet). Hierbei kommt es zu einer Verringerung der Phagenkonzentration, da an Zellbruchstücke angeheftete Phagen nicht mehr für weitere Infektionen zur Verfügung stehen. Bei einem niedrigeren MOI kam es zu einer Infektion mit folgender Replikation der Phagen, die dann einen lytischen Effekt haben und neue infektiöse Viren bilden. Niedrigere MOI boten so einen nachhaltigeren Effekt in vitro, während es bei hohen MOI zu einem raschen initialen Abfall der *Campylobacter*-Zahl kam mit gleichzeitiger Senkung des Phagentiters. Nachfolgend war aber wieder ein Anstieg des Phagentiters bis zum Ende des Versuchs zu beobachten. Der anschließende Einsatz von Phagen bei Broilern *in vivo* konnte den *Campylobacter*-reduzierenden Effekt bestätigen. Dieser unterschied sich jedoch zwischen verschiedenen *Campylobacter*- und Phagen-Stämmen. Im anschließenden Feldversuch waren zudem geringere Phagendosen effektiver (7 Log_{10} PFU (Plaque forming unit)) als hohe (9 Log_{10} PFU). Möglicherweise spielen dabei die Anheftung an Zelltrümmer oder größere Phagenaggregationen eine Rolle, die so hohe Phagen-Dosen unwirksam machen. Unter der Phagentherapie konnte ein niedriger Prozentsatz resistenter *Campylobacter*-Stämme nachgewiesen werden. Sie führten zu einer niedrigeren Keimzahldichte bei der Besiedlung von Broilern im anschließenden Inkulationsversuch und verloren ihre Resistenz bald wieder. Wie in der oben vorgestellten Studie war der größte Reduktionseffekt (bis 5,6 Log_{10}-Stufen) auch hier innerhalb der ersten Tage (24 bis 48 h) der Phagenapplikation festzustellen. Danach kam es zu einem Anstieg der *Campylobacter*-Zahl bis Tag fünf. Dennoch war die Keimzahl unter der Phagentherapie niedrieger als in der unbehandelten Kontrollgruppe.

In den beiden zuvor genannten Untersuchungen wurden Typ-III-Bakteriophagen mit der Ziel-Spezies *C. jejuni* getestet. In neueren Untersuchungen fanden Typ-II-*Campylobacter*-Phagen Anwendung. Das mittlere Reduktionspotenzial auf *Campylobacter* war in etwa vergleichbar mit den Werten anderer Studien (ca. 1 bis 2 Log_{10}-Stufen). Allerdings hatten diese Phagen den Vorteil, dass sie sowohl auf *C. jejuni* als auch auf *C. coli* wirkten. In Kombination mit den stärker speziesspezifischen Typ-III-Phagen bieten sie eine sinnvolle Erweiterung eines Phagen-Cocktails (El-Shibiny et al., 2009).

Carvalho et al. (2010) zeigten den Nutzen eines Phagen-Cocktails mit breiterem Spektrum gegenüber verschiedenen *Camplobacter*-Spezies. Hier war der Reduktionseffekt nicht nur auf wenige Tage beschränkt, sondern zeigte über einen Versuchszeitraum von sieben Tagen Wirkung. Zu dem Resistenz-Aspekt unter der Phagentherapie fanden sie eine Grundresistenz von 8 %, die sich unter der Therapie auf 13 % erhöhte. Ein Inokulationsversuch phagenresistenter *Campylobacter* bei Broilern ergab einen Verlust der Resistenz, wenn auch nicht im gleichen Ausmaß wie in vorherigen Untersuchungen. In dieser Studie wurde zusätzlich der Applikationsweg der Phagen bewertet, um eine Aussage über eine sinnvolle Verabreichungsform während der Tierhaltung zu finden. Hier wurde die Anwendung über das Futter bewertet. Die Wirksamkeit der Phagengabe über das Futter war nicht beeinträchtigt und zeigte eine schnellere Wirkung als eine direkte orale Applikation. Es wurde vermutet, dass Futtermittel einen positiven oder puffernden Effekt bei der Magenpassage der Phagen haben, die gegenüber niedrigen pH-Werten empfindlich sind. Gegenüber der Applikation über das Trinkwasser kann so auf die Zugabe eines Antazidums verzichtet werden.

Auch im späteren Verarbeitungsbereich können Phagen genutzt werden. Bei Tests von Phagen auf mit *Campylobacter* inokulierter Geflügelhaut unter dem Einsatz verschiedener Phagenstämme (Φ2, NCTC 12674, ACTC 35922-B2) konnte eine *Campylobacter*-Reduktion beobachtet werden. Phagentiter von 10^3 zeigten keinen Effekt auf *Campylobacter* gegenüber der Kontrolle. Eine Erhöhung des Titers bis 10^7 zeigte signifikante Reduktionen von *Campylobacter* auf der Geflügelhaut

(*Campylobacter*-Inokulationsdosis: 10^4 bis 10^6 KbE). Die Keimzahl sank um 1,1 und 1,3 Log_{10} KbE bei einer Lagerung von 4 °C. Der Effekt war nach Gefrierlagerung bei –20 °C um eine Log-Stufe höher (ATTERBURY et al., 2003a, b, ATTERBURY et al., 2005). Versuche zur Wirksamkeit von Phagen bei *Campylobacter* auf gekochtem und rohem Rindfleisch bei unterschiedlichen MOI und unterschiedlichen Temperaturen zeigten, dass nicht nur die MOI von Bedeutung ist, sondern auch die Konzentration des Wirtsorganismus. Die Versuche wurden bei niedrigen (<100 Wirtszellen/cm^2) und hohen *Campylobacter*-Konzentrationen (10^4 Wirtszellen/cm^2) durchgeführt. Die Phagen wurden mit niedriger (10) oder hoher (10^4) MOI eingesetzt. Die Wirksamkeit der Phagenapplikation wurde bei Temperaturen von 5 °C und 24 °C untersucht, um Kühl- oder Raumtemperaturen bei der Lebensmittelaufbewahrung zu entsprechen. Generell zeigte die Kombination bei hoher Bakteriendichte und hoher MOI den stärksten Effekt. Bereits 6 h nach der Phagenbehandlung waren unabhängig von der Temperatur signifikante *Campylobacter*-Reduktionen um >1 Log_{10}-Stufe zu verzeichnen. Bei niedrigen Wirtszell-Konzentrationen war keine signifikante Reduktion festzustellen (BIGWOOD et al., 2008).

Wie oben dargestellt, kommt der Beachtung der Umwelt beziehungsweise dem Umfeld der Tierhaltung (Biosicherheit/Biosecurity) eine große Rolle zur Vermeidung einer Besiedlung mit *Campylobacter* zu. Die Bildung von Biofilmen beinhaltet die Gefahr eines persistierenden Reservoirs (siehe auch Kapitel 1, Band II). Ein Einsatz von Bakteriophagen kann genutzt werden, um Biofilme in Wasserversorgungssystemen zu bekämpfen. Dabei werden direkte lytische Effekte der Phagen auf *Campylobacter*-Zellen nachgewiesen. Zudem wird eine Wirkung auf die Matrix beobachtet, bei der der Mechanismus noch unklar ist. Möglicherweise sind Phagen in der Lage, Enzyme zu bilden, die Exopolysaccharide auflösen können. Aber auch ein indirekter Effekt ist denkbar, bei dem durch die Lyse der Bakterien Enzyme aus der Zelle freigesetzt werden, die die Matrix des Biofilms auflösen (SIRINGAN et al., 2011).

Neben dem direkten Einsatz der Phagen zur Reduktion von *Campylobacter* im Tier während der Mast oder auf Produkten nach der Schlachtung ist die Feststellung, dass verschiedene über die Phagenoberfläche applizierte Peptide eine Ansiedlung der Ziel-Bakterien im Wirt unterbinden oder eine antibakterielle Wirkung aufweisen können. Auch wenn der Phage selbst inaktiviert wurde und nicht infektiös ist, sind die Peptide noch wirksam. Dies könnte eine interessante Therapiealternative darstellen (BISHOP-HURLEY et al., 2010).

2.3.2 Probiotika, Bakteriozine, antibakterielle Substanzen von anderen Bakterien; Competitive Exclusion

Probiotika sind definiert als lebensfähige Mikroorganismen, die nach Aufnahme in ausreichender Menge gesundheitsfördernde Eigenschaften auf den Wirtsorganismus haben. Sie können mit verschiedenen Zielsetzungen bei Mensch und Tier eingesetzt werden. Die Applikation von probiotischen Bakterien kann beim Geflügel zu Erhalt oder Verbesserung der Darmgesundheit eingesetzt werden. Dies kann zu einer verminderten Ansiedlung human-pathogener Bakterien führen. Auch ein Effekt auf verschiedene geflügelspezifische pathogene Mikroorganismen wurde beschrieben.

WILLIS und REID (2008) untersuchten die Wirkung der Applikation eines Zusatzes probiotischer Kulturen über das Futter in einer Konzentration von ca. 8 Log_{10} KbE/g (*L. acidophilus*, *L. casei*, *B. thermophilus* und *E. faecium*). Der Einsatz unter verschiedenen Fütterungsregimen zeigte einen begrenzten Effekt im Hinblick auf die Prävalenz von *C. jejuni*-besiedelten Tieren innerhalb der Herde im Vergleich zur Kontrollgruppe an Tag 42 (44 % positiv gegenüber 56 %). SANTINI et al. (2010) untersuchten 55 Milchsäure bildende Bakterienstämme verschiedener Spezies auf ihr Potenzial *Campylobacter* im Broilerdarm zu reduzieren. Dabei wurden auch das Ansiedlungspotenzial und die Überlebensfähigkeit im Gastrointestinaltrakt bewertet. Ein *Lactobacillus plantarum*-Isolat aus Käse und ein *Bifidobacterium longum*-Isolat aus dem Darminhalt eine Säuglings zeigten *in vitro* das höchste Potenzial. Die Applikation an Broiler erfolgte oral über einen Zeitraum von 15 Tagen. Die Tiere zeigten im Verhältnis zu einer Kontollgruppe keine Unterschiede im Hinblick auf die Futteraufnahme, Gewichtszunahme oder den allgemeinen Gesundheitsstatus. Unter der Behandlung kam es zu einer signifikanten Reduktion der *C. jejuni*-Zahl in Fäzes um eine Log_{10}-Stufe. Der *L. plantarum*-Stamm war in Fäzes nicht nachweisbar. Ein vielversprechndes Potenzial zur Anwendung als probiotische Kultur bei Broilern zeigte der *B. longum*-Stamm. Er war während der gesamten Applikationsphase und auch nach dem Absetzen der Therapie in der Fäzes nachweisbar und kultivierbar, was für Aktivität und Ansiedlung spricht.

Es wird vermutet, dass der hemmende Effekt auf *Campylobacter* der probiotischen Bakterien mit der Bildung organischer Säuren verbunden ist. Es gab aber auch Hinweise, dass proteinartige Komponenten an der Hemmung beteiligt sind. Bei diesen Molekülen könnte es sich um bisher uncharakterisierte Bakteriozine handeln (CHAVEERACH et al., 2004; SANTINI et al., 2010).

Bakteriozine sind von Bakterien produzierte Peptide, die das Wachstum anderer Bakterien hemmen oder abtöten. Das bekannteste ist Nisin, das eine Zulassung für den Einsatz bei der Lebensmittelherstellung hat. Ein großer Vorteil für den Einsatz von Bakteriozinen ist der im Gegensatz zu Antibiotika abweichende Wirkungsmechanismus und die Intoxizität. Bakteriozine bilden Poren in der Zellwand der Zielzelle. Eine Resistenz kann über Veränderung der Zusammensetzung der Zellwand erfolgen. Eine Antibiotikaresistenz der Bakterien ist aber nicht mit einer Resistenz gegen Bakteriozine assoziiert, Kreuzresistenz ist bisher nicht bekannt. Ebenso führt Resistenz gegenüber einem Bakteriozin nicht zur Kreuzresistenz gegenüber einem anderen. Ihre Anwendbarkeit wurde bei verschiedenen Tierarten gegen unterschiedliche Bakterien beschrieben. Auch für *Campylobacter* gibt es einige vielversprechende Ansätze (Svetoch und Stern, 2010).

Bakteriozin-Bildung mit Wirkung gegenüber *Campylobacter* wurde in Stämmen von *Bacillus circulans* und *Paenibacillus polymyxa* nachgewiesen. Ein näher charakterisiertes Bakteriozin (Typ IIa) mit Potenzial für den Einsatz zur Steigerung der Lebensmittelsicherheit stammte von einem *Paenibacillus polymyxa*-Isolat aus dem Kropfinhalt eines Broilers (Svetoch et al., 2005). Die Applikation dieser Bakteriozine an Broilern und Puten ging mit starken Reduktionen der *Campylobacter*-Zahl einher. Neben der direkten Wirkung auf die Bakterien scheinen auch eine Modifikation der Schleimhaut im Darm und damit eine Veränderung der Ansiedlungszonen für *Campylobacter* durch die Bakteriozin-Wirkung bedingt zu sein. In einem Versuch mit Puten konnte eine Verminderung der Kryptentiefe und der Becherzellen unter Bakteriozin-Applikation beobachtet werden (Stern et al., 2005; Cole et al., 2006)

Fütterungsversuche mit einem Bakteriozin, das aus einem Broilerdarm assoziierten *Enterococcus*-Isolat gewonnen wurde, zeigte eine Reduktion der *Campylobacter*-Zahl. Nach der Behandlung waren *Campylobacter* im Blinddarminhalt nicht mehr kulturell nachweisbar. Eine Besonderheit war auch das breite Wirkungsspektrum des Bakteriozins gegenüber anderen grampositiven und gramnegativen Bakterien (Line et al., 2008).

Ein wichtiger Faktor für die breit angelegte Bakteriozin-Therapie ist die Isolierung von Bakteriozinen und eine genügend hohe Ausbeute, die den Einsatz in Geflügelherden wirtschaftlich macht. Des Weiteren muss der Toxizitätsaspekt intensiver beleuchtet werden. Untersuchungen haben gezeigt, dass sich die Frage stellt, inwieweit Bakteriozine die Darmwand passieren können und wie eine immunmodulierende Wirkung einzuschätzen ist. Ein weiterer wichtiger Punkt ist die Resistenzentwicklung in *Campylobacter*. Bisher scheint es nur zu einer geringen Anpassung während der Bakteriozin-Gabe zu kommen. Eine Efflux-Pumpe spielt hier möglicherweise eine entscheidende Rolle. Die genannten Aspekte sollten Inhalt weitergehender Untersuchungen sein (Lin, 2009). Studien mit einzelnen Stämmen zur Resistenzentwicklung von *Campylobacter* gegenüber Bakteriozinen belegen die Entstehung einer Resistenz auf niedrigem Niveau. Es kam dabei zu keinem starken Anstieg der minimalen Hemmkonzentration in resistenten Stämmen. Die Resistenzentwicklung war nicht sehr stabil, und die Versuchsergebnisse legen nahe, dass unter Berücksichtigung der derzeitigen Datenlage die Bakteriozin-Therapie nicht maßgeblich gehemmt wird. An dem Resistenzmachanismus (sowohl intrinsisch als auch erworbene Resistenz) ist die CmeABC Multidrug Efflux-Pumpe beteiligt. Sie wirkt ebenfalls unterstützend auf sonstige nicht Efflux bedingte Mechanismen. Eine Bakteriozin-Therapie könnte also mit Zusatz eines Hemmstoffes gegenüber dieser Efflux-Pumpe in ihrer Wirksamkeit unterstützt werden. Die Versuche sind allerdings in ihrer Aussagekraft derzeit noch nicht verallgemeinerbar, da sie an nur einem Bakteriozin mit einer begrenzten Zahl von *Campylobacter*-Stämmen durchgeführt wurden. Der Ansatz ist jedoch vielversprechend. CmeABC ist ebenfalls am Efflux von Gallensalzen aus der Zelle beteiligt. Eine Hemmung der Efflux-Pumpe hätte den positiven Nebeneffekt, dass die Sensitivität von *Campylobacter* gegenüber diesen Substanzen im Darmtrakt erhöht würde (Hoang et al., 2011a, Hoang et al., 2011b).

Ein weiterer Ansatz ist Competititve Exclusion (CE). Hierbei werden ein oder mehrere nicht-pathogene Bakterienstämme appliziert mit dem Ziel, die Ansiedlung pathogener Mikroorganismen zu unterdrücken. Dies geschieht durch direkte Konkurrenz um Wachstumssubstrate oder Ansiedlungsorte. Es wird zwischen definierten und undefinierten CE-Kulturen unterschieden (Doyle und Erickson, 2012). Die Gewinnung einer definierten CE-Kultur aus Broilern erfolgte nach Challenge *Campylobacter*-negativer Tiere. Tiere, die vier Wochen nach der *Campylobacter*-Gabe wieder frei von diesem Bakterium waren, wurden für die Gewinnung von potenziell wachstumshemmenden Isolaten ausgewählt. Die Tiere stammten aus verschiedenen Herkünften, die Mehrzahl von ihnen aus der Freilandhaltung. *Lactobacillus salivarus* wurde am häufigsten identifiziert und scheint bei Broilern weit verbreitet. Aber auch andere *Lactobacilli* und Streptokokken zeigten eine hemmende Wirkung auf *Campylobacter* (Zhang et al., 2007). Neal-McKinney et al. (2012) untersuchten die derzeit diskutierten Mechanismen der Hemmung von *Campylobacter* durch Laktobazillen (Milchsäurebildner) als CE-Kultur. Diese beinhalten: a) die Wirkung von Milchsäure (nicht nur durch die pH-Wert-Veränderung), b) Produktion von Bakteriozinen, c) Stimulierung von Antikörper-Bildung und d) Beeinflussung des Mikrobioms im Blinddarm. In ihrer Untersuchung konnte ausschließlich die Milchsäure als Wirkmechanismus nachgewiesen werden. Dem Potenzial der Kultur zur Milchsäurebildung sollte eine wichtige Rolle bei der Auswahl von Bakterien in CE-Kulturen zukommen, insbesondere weil auf diesem Wege jedes Bakterium, dass empfindlich auf Milchsäure reagiert, bekämpft werden kann. Zudem ist die Wahrscheinlichkeit der Resistenzentwicklung gegenüber der Milchsäurewirkung recht gering, weil dies mehrere evolutionäre Schritte erfordern würde.

2.4 Interventionsmaßnahmen in der Schlachtung, Verarbeitung, Verpackung, Vermarktung, Zubereitung

Im Bestand *Campylobacter*-freie Herden ermöglichen eine logistische Schlachtung, bei der nicht mit *Campylobacter* kolonisierte Herden zuerst geschlachtet werden und so die Gewinnung *Campylobacter*-freien Fleisches erreicht wird (Wagenaar et al., 2006).

In einer Studie aus den Niederlanden wurde der Effekt bewertet, in Abhängigkeit von der quantitativen *Campylobacter*-Belastung (Testung der Herde vor der Schlachtung; Bestimmung der *Campylobacter*-Zahl in Fäzes) der Herde Maßnahmen einzuleiten (Testing and Scheduling), die die Belastung auf dem Fleisch reduzieren. Es wurde angenommen, dass ein mit *Campylobacter* hoch belasteter Darminhalt ebenfalls zu einem stark belasteten Produkt führt. Ist dieser Sachverhalt nicht gegeben, würde möglicherweise Fleisch, das quantitativ gering belastet ist, mit entsprechenden Mehrkosten und damit Geldverlusten für die Produzenten der Frischvermarktung entzogen. Der positive Vorhersagewert in dieser Untersuchung war allerdings gering, sodass Testing und Scheduling in der Praxis nicht sinnvoll umsetzbar wäre. Für die logistische Schlachtung negativer Herden waren sie hingegen vielversprechend. Untersuchungen dieser Art können dafür eingesetzt werden, für verschiedene Stufen der Lebensmittelkette mikrobiologische Kriterien zu entwickeln (Nauta et al., 2009b). Zum Beispiel unter Berücksichtigung der Fragestellungen in Tabelle 2-6.

Tab. 2-6 Mögliche Umsetzung eines mikrobiologischen Kritierums (MC) für *Campylobacter* in Broilerfleisch auf Schlachthofebene um belastetes Geflügelfleisch aus der Frischvermarktung auszugliedern, nach NAUTA und HAVELAAR (2008)

Elemente des MC	Definition
Feststellung der Punkte in der Lebensmittelkette, für die das Kriterium gelten soll	1) in Fäzes 1 Woche vor Schlachtung 2) in Fäzes bei Anlieferung am Schlachthof 3) Karkasse vor der Kühlung
Maßnahme wenn Kriterium nicht erfüllt wird	Fleisch wird nicht für die Frischvermarktung akzeptiert; Weiterleitung an Verarbeitung
Methoden für Nachweis und/oder Quantifizierung	Anwesenheits-/Abwesenheitstest um unter industriellen Bedingungen zeitnah umgesetzt zu werden und Prozess-Logistik durchführen zu können
Festsetzung der erforderlichen Probenzahl (n) und Größe der analytischen Einheit	Probenzahl z. B. 5 je Herde; abhängig von den Eigenschaften der Sensitivität des Nachweissystems
Mikrobiologicher Grenzwert, der für das Lebensmittel auf der jeweiligen Stufe angemessen ist (m)	Berücksichtigung der Nachweisgrenze
Anzahl analytischer Einheiten, die vom Grenzwert abweichen (c)	Abhängig von Test-Sensitivität und Probenzahl; in diesem Beispiel „0"

Eine logistische Schlachtung (negative vor positiven Herden) kann durchaus erfolgreich sein, dies setzt allerdings eine sichere und schnelle Identifizierung negativer Herden voraus (POTTURI-VENKATA et al., 2007). Es stellt sich aber ebenfalls die Frage nach dem wirtschaftlichen Nutzen. Der Versuch *Campylobacter*-freies Fleisch teurer an den Konsumenten zu verkaufen, um den Mehraufwand abzudecken, wurde in einem dänischen Marktversuch allerdings nur von 10 % der Kunden akzeptiert (ANONYMOUS, 2003).

Die Ebene, auf der eine sinvolle Testung mit ergebnisangepasster Reaktion möglich ist, hängt stark von den verfügbaren Testsystemen ab. Während eine Testung möglichst weit am Ende der Vermarktung wünschenswert wäre, scheitert dies daran, dass keine Tests zur Verfügung stehen, die innerhalb kurzer Zeit Anwesenheit oder Abwesenheit von *Campylobacter* sicher bestimmen können. Daher wird die Testung früher, zum Beispiel im Bestand oder bei Anlieferung an den Schlachtbetrieb, erfolgen, was die Unsicherheit zum Ende des Prozesses erhöht. (NAUTA und HAVELAAR, 2008). Der kulturelle mikrobiologische Nachweis dauert mehrere

Tage und erfasst keine VBNC-Zellen. Der molekularbiologische Nachweis ist schneller, muss aber eine sichere Unterscheidung zwischen potenziell infektiösen aktiven und inaktivierten Zellen erlauben können.

Ein beispielhaftes Berechnungsmodell für den Effekt der logistischen Schlachtung auf die *Salmonella*-Prävalenz in der Broilerschlachtung zeigte eine Senkung der Prävalenz durch Kreuzkontaminationen von 9 % gegenüber der zufälligen Schlachtreihenfolge. Der tatsächliche Einfluss ist abhängig von dem Ausmaß der stattfindenden Kreuzkontaminationen (Evers, 2004). In einer Risikoabschätzung von Rosenquist et al. (2003) wurde der logistischen Schlachtung nur ein geringer Effekt auf die Senkung der Gefahr für Humanerkrankungen zugesprochen. Obwohl eine höhere Anzahl *Campylobacter*-positiver Produkte den Schlachthof verlasse als im Falle der logistischen Schlachtung, sei das Risiko einer Erkrankung als gering einzustufen. Kreuzkontaminationen finden nur in einem geringen quantitativen Umfang statt. Während in einer mit *Campylobacter* besiedelten Herde viele Tiere im Rahmen der Schlachtung mit hohen Keimzahlen kontaminiert werden. Häufig werden bei der Schlachtung *Campylobacter*-negativer Herden auch nur die ersten Tiere mit *Campylobacter* kontaminiert, wenn zuvor mit *Campylobacter* kolonisierte Tiere geschlachtet wurden (Johannessen et al., 2007; Reich et al., 2008). So stellt sich die Frage, ob der Aufwand der logistischen Schlachtung den geringen Zusatznutzen rechtfertigt. Der Versuch, den Eintrag von *Campylobacter* in den Schlachthof durch geringer belastete oder *Campylobacter*-freie Herden zu reduzieren, ist aber dennoch von Interesse, weil Minimierungsmaßnahmen am Schlachthof selbst in begrenztem Umfang möglich sind.

Dem reduzierten Eintrag von Krankheitserregern in den Schlachthof kommt, wie eingangs dargestellt, eine große Bedeutung zu, um die Kontaminationsgefahr zu begrenzen. Futterentzug vor der Schlachtung ist ein Versuch, durch eine Leerung des Gastrointestinaltrakts die bakterielle Oberflächenkontamination in Folge einer fäkalen Kontamination zu senken, wie sie bei Beschädigung des Darmtraktes bei der Eviszeration die Folge ist. Northcutt et al. (2003) fanden bei genüchterten Tieren entgegen der Erwartungen jedoch eine höhere *Campylobacter*-Kontamination der Karkassen vor der Kühlung als bei Tieren ohne vorherigen Futterentzug. Anscheinend kommt es in Folge des Futterentzugs zu einem Anstieg der *Campylobacter*-Belastung im Kropf, was in der Folge zu Kontaminationen der Tierkörper beitragen kann (Byrd et al., 1998). Der Futterentzug führt zu einem Anstieg des pH-Wertes im Kropf. Des Weiteren kommt es im Rahmen der Nüchterung der Tiere zu einer vermehrten Aufnahme von Einstreumaterial und in Folge zur Aufnahme von pathogenen Bakterien. Dies gepaart mit den höheren pH-Werten im

Kropf schafft, ein günstigeres Milieu für das Überleben von Bakterien, wie an Untersuchungen zu *Salmonella* festgestellt wurde (Corrier et al., 1999a, b).

Eine gute Hygienepraxis kann helfen, die Belastung der Karkassen mit *Campylobacter* im Schlachtverlauf zu verringern. Sie ist eine wichtige Grundvoraussetzung, um Modifikationen auf dieser Stufe der Lebensmittelkette zu ermöglichen. Die Optimierung der Schlachttechnologie muss unter dieser Prämisse evaluiert werden. Besonders in der Broilerschlachtung handelt es sich um einen stark automatisierten Prozess, bei dem der hygienische Erfolg unter anderem auch von der Homogenität der Herde abhängt. Die Geräte der Schlachtanlage sind auf die durchschnittliche Tiergröße angepasst. Zudem gibt es Schritte, von denen bekannt ist, dass sie der fäkalen Kontamination Vorschub leisten. Dazu gehört der Brühprozess, der für frisch vermarktetes Fleisch üblicherweise bei Temperaturen um 53 °C durchgeführt wird. Hier kommt es zwar zum Absterben eines Teils der bakteriellen Flora, allerdings findet auch ein ständiger Neueintrag von Fäzes statt. Das führt zu einem kontinuierlichen Nachschub an Bakterien. Diese werden hier und im nachfolgenden Rupfprozess gleichmäßig auf den Tierkörpern verteilt. Für die Eviszeration ist bekannt, dass es dort zum Zerreißen des Darmes kommen kann, mit der Folge der anschließenden fäkalen Kontamination von Tierkörperoberflächen (Bryan und Doyle, 1995; Mead, 2004).

Ansätze zur Reduzierung der Kontamination an zuvor genannten Schlachtstationen durch Eingriffe in die Technologie sind begrenzt. Es kann versucht werden, die Brühtemperatur zu erhöhen. Dies ist aber aufgrund der Entstehung von Mängeln an den Schlachtkörpern im Hinblick auf die Vermarktungsfähigkeit nur im sehr engen Rahmen möglich. Ein weiterer Ansatz ist es, unterschiedliche Waschprozesse in die Schlachtlinie einzubauen, um eine Anheftung der Bakterien an die Haut zu reduzieren. Der Erfolg muss allerdings in Abhängigkeit von der Schlachttechnologie und den erwünschten Zielen evaluiert werden. Moderne Waschsysteme können aber durchaus mit einem geringeren Ressourceneinsatz zu vergleichbaren Ergebnissen führen, wie ältere Geräte. Optimierungen dieser Art können ergänzende Maßnahmen bei einem bereits hygienisch ausgerichteten Schlachtprozess sein (Escudero-Gilete et al., 2005; Lehner, 2010).

Die Reduzierung der fäkalen Kontamination im Schlachtprozess kann ebenfalls damit erreicht werden, dass der Austritt von Fäzes verhindert wird. Dafür gibt es verschiedene Ansätze. Mit Kloakenstopfen, die jedem Tier eingebracht werden, wird ein mechanischer Verschluss erreicht und somit ein reduzierter Austritt von Fäzes herbeigeführt. Untersuchungen zu diesem Verfahren zeigten eine signifikant niedrigere *Campylobacter*-Belastung der Karkassen mit Stopfen. Das Verfahren ist jedoch sehr aufwendig und ein kommerzieller Einsatz daher schlecht durchführbar (MUSGROVE et al., 1997).

On-Line-Verfahren als in den Schlachtverlauf implementierte Prozesse bieten eine weitere Möglichkeit der Reduktion pathogener Bakterien wie *Campylobacter*. Die Behandlungsverfahren können in zwei Gruppen unterteilt werden und umfassen chemische und physikalische Verfahren (LORETZ et al., 2010).

Gechlortes Wasser kann über Innen- und Außenwäscher oder im Rahmen der Wasserkühlung im Spinchiller eingesetzt werden. Die gebräuchlichen Verbindungen sind Hypochlorit und ClO_2. Die Wirkung von Hypochlorit ist stark pH-Wert-abhängig, bei Werten über pH 7,0 ist es nahezu wirkungslos hinsichtlich seiner antimikrobiellen Eigenschaften. Eine weitere wirkungssenkende Eigenschaft hat der Anteil an organischem Material in dem Spülwasser. ClO_2 ist ein wasserlösliches Gas, das gegenüber pH-Wert-Einflüssen weniger empfindlich ist. Während Hypochlorit sich vorzugsweise zur Reduzierung der Keimzahlen in der Schlachtumgebung eignet, ist ein effektiver Einsatz von ClO_2 auch zur Dekontamination von Karkassen möglich (BYRD und MCKEE, 2005). YANG et al. (2001) wiesen eine Reduktion von *C. jejuni* in frischem chloriertem Kühlwasser von 3,3 Log_{10} KbE/ml (10 ppm Chlor) und bis unterhalb der Nachweisgrenze bei Zusatz von 30 ppm bzw. 50 ppm Chlor nach. Das Alter des Wassers hatte einen signifikanten Einfluss auf die Wirkung gegen *Campylobacter*. Bereits nach acht Stunden lag die Reduktion nur noch bei $<Log_{10}$ 0,5 KbE/ml (10 ppm) und zwischen 4,0 bis 5,5 Log_{10} KbE/ml bei einer Chlorkonzentration von 50 ppm. Eine Reduktion auf den Karkassen selbst war nicht feststellbar.

NORTHCUTT et al. (2005) nutzten chloriertes Wasser (Natrium-Hypochlorit) und erhöhte Wassertemperaturen in Innen-Aussenwäschern zur On-Line-Dekontamination von Broilerkarkassen (Test-Parameter siehe Tabelle 2-7). Die Spraydauer je Tierkörper betrug 5 s, mit einem Einsatz von 3 l Wasser/Karkasse. Durch die kurze Einwirkzeit wurden bei den Schlachtkörpern keine sensorischen Unterschiede zu unbehandelten Tieren festgestellt. Die Tierkörper wurden mit Fäzes kontaminiert, um den Effekt des Waschvorgangs auf fäkalverschmutzte Schlachtkörper zu simulieren. Bezogen auf die ermittelten Keimzahlen verschiedener Keimgruppen (aerobe Keimzahl, *E. coli*, *Salmonella*, *Campylobacter*), wurde die durch die Inokulation erhöhte Keimzahl auf das Maß der nicht-kontaminierten Kontrollgruppe reduziert (ca. 2 Log_{10}-Stufen). Chlorierung oder Temperaturerhöhung des Waschwassers zeigten keinen zusätzlichen Effekt. Die Autoren vermuten, dass nur die Zusatzkontamination abgewaschen wurde, aber fester an der Haut angeheftete Bakterien durch die Maßnahme nicht erreicht wurden.

Tab. 2-7 Sprüh-Wascheinrichtung zur Dekontamination von Geflügelschlachtkörpern (NORTHCUTT et al., 2005)

Wassertemperatur (°C)	Chlor-Konzentration (ppm)	Durchschnittlicher pH-Wert
21,1	0	7,4
21,1	50	8,3
43,3	0	7,4
43,3	50	8,2
54,4	0	7,6
54,5	52	8,2

Zu anderen Ergebnissen hinsichtlich der Wirkung von höheren Spraytemperaturen kam eine Studie von LI et al. (2002). Bei dem Einsatz von Sprühwasser (12 s Sprühdauer) mit Temperaturen von 20, 55 und 60 °C konnte gezeigt werden, dass bei den Temperaturen von 55 und 60 °C eine erhöhte *Campylobacter*-Reduktion auf den Geflügelkarkassen von mehr als 0,78 Log_{10} KbE/Karkasse feststellbar war, ohne aber qualitative Veränderungen an den Schlachtkörpern herbeizuführen. Der Zusatz von Chlor (50 ppm) konnte diesen Effekt noch verstärken (1,21–2,16 Log_{10}). Allerdings waren diese Ergebnisse aufgrund der großen Streuung der Daten nicht statistisch signifikant.

In einer Studie zum Einsatz von Wascheinrichtungen in der Schlachtung an natürlich kontaminierten Broilerschlachtkörpern zeigten sich unterschiedliche Effekte. Die Wascheinrichtungen in verschiedenen Schlachthöfen unterschieden sich im Einsatz der Wassermenge (ca. 2 bis 9 l je Karkasse) und der Anzahl der über die Linie verteilten Innen-Aussenwäscher (1 bis 3). Insgesamt war der Effekt auf die *Campylobacter*-Reduzierung begrenzt (Einsatz von chloriertem Wasser 25–35 ppm; Reduktion um ca. 0,5 Log_{10}-Stufen). Die Wirkung war an den verschiedenen Schlachthöfen trotz unterschiedlicher Druck- und Volumen-Kombinationen – im Hinblick auf die *Campylobacter*-Reduktion – vergleichbar. Der größte Effekt wurde direkt nach dem ersten Gerät beobachtet. Der Zusatz von TSP (12 %, pH 11, Einwirkzeit 15 s) oder ASC (Acidified sodium chlorite, 1200 ppm, pH 2,5, Einwirkzeit 15 s) zeigte einen zusätzlichen reduzierenden Effekt um durchschnittlich 1,53 Log_{10}-Stufen. Die Höchste Effizienz ergab sich für ein System mit nur einem

Innen-Aussenwäscher und einem eingesetzten Wasservolumen von 2,2 l je Broiler (Bashor et al., 2004).

TSP (Trisodiumphosphat) ist ein alkalisches Dekontaminationsmittel und kann in einer Konzentration von 10 % bei Einsatz in einem Wasserbad (Dip-Verfahren) und Raumtemperatur innerhalb von 15 Sekunden zu einer *Campylobacter*-Reduktion von 1,3 KbE Log_{10}je Karkasse führen (Federighi et al., 1995). Vergleichbare Ergebnisse zeigten sich in einer anderen Studie mit einer Einwirkzeit von einer Minute. Darüberhinaus verlängerte Einwirkzeiten von 5 bis 15 Minuten können einen gesteigerten Effekt um eine weitere Log_{10}-Stufe haben (Riedel et al., 2009).

Heißer Dampf und heißes Wasser als Tauchbehandlung (z. B. 80 °C) können ebenfalls zur Dekontamination von Broilerkarkassen eingesetzt werden. Dies sollte dann mit einer schnellen anschließenden Kühlung oder Frostung der Oberflächen abgeschlossen werden, um zu starke sensorische Veränderungen an den Schlachtkörpern zu verhindern (Corry et al., 2007; James et al., 2007) Corry et al. (2003) stellten fest, dass bei mit *C. jejuni*-inokulierter Brusthaut auf Karkassen eine Reduktion zwischen 1,5 und 3,5 Log_{10}-Stufen mit heißem Dampf bei Einwirkzeiten von 10 bis 20 Sekunden möglich war. Jedoch hatten längere Einwirkzeiten Schrumpfungen und Farbveränderungen der Haut zur Folge, sodass eine kürzere Einwirkzeit von 12 Sekunden am sinnvollsten erschien.

Für die Behandlung von Geflügelfleisch und -haut können in Wasch- oder Tauchverfahren neben Chlor weitere verschiedene Substanzen eingesetzt werden, um *C. jejuni* zu reduzieren. Organische Säuren, Salze von Fettsäuren, Pflanzenextrakte etc. wurden bisher untersucht. Versuche mit 11 verschiedenen Substanzen zuvor genannter Wirkstoffgruppen erbrachten bei einem Einsatz als Dip-Verfahren (Dauer 1 Minute) im Modellversuch unterschiedliche Ergebnisse. Organische Säuren (Milchsäure 2,5 % und Ameisensäure 2 %) führten zu einer Reduktion von *C. jejuni* auf den Hautproben um ca. 1 bis 1,7 Log_{10}-Stufen. Die Wirkung eines Extraktes aus Grapefruitsamen war mit ca. 3 Log_{10}-Stufen deutlich höher. Am effektivsten wirkten Chlorhexidin (1 %) Cetylpyridin-Chlorid (0,5 %) oder Benzalkoniumchlorid (1 %) mit 3,8 bis über 4 Log_{10}-Stufen. Eine anschließende Lagerung der Proben für 24 h bei +5 °C zeigte bei den organischen Säuren eine Verstärkung des *Campylobacter*-reduzierenden Effekts auf ca. 3 bis 4 Log_{10}-Stufen, während die Substanzen mit einer hohen initialen Wirkung direkt nach dem Dip-Verfahren diese nicht über die Lagerdauer halten konnten und sich den Werten der anderen Substanzen anglichen. Ein Wasser-Dip als Kontrolle führte zu einer Reduktion um 1 Log_{10}-Stufe, diese wurde auch über die Lagerung erhalten. Die verminderte Wirkung einiger Substanzen nach Lagerung war möglicherweise durch die Regenerierung subletal-geschädigter Zellen begründet. Der steigende Effekt der organischen Säuren über den Lagerungszeitraum könnte ihre Anwendung in Marinaden interessant machen, weil dann eine deutlich längere Einwirkzeit gegeben ist (Riedel et al., 2009).

Die Wirkung von organischen Säuren auf Geflügelteilstücke wurde in verschiedenen Studien untersucht. Die Spülung von rohen Hühnerflügeln mit Lösungen von 0,5 % Milchsäure in Kombination mit 0,05 % Na-Benzoat hatte eine geringere Isolierungsrate von *Campylobacter* zur Folge. Der Effekt ist aber nicht nur auf *Campylobacter* begrenzt, sondern wirkte auch auf andere Lebensmittelpathogene und kann insgesamt zu einer besseren mikrobiologischen Beschaffenheit des Produktes führen (Hwang und Beuchat, 1995). Zhao und Doyle (2006) zeigten, dass eine Kombination verschiedener Säuren *C. jejuni* um mehrere Log_{10}-Stufen reduzieren kann. Die Einzelbehandlungen mit Essigsäure (2 %), Na-Karbonat (100 mM) oder Na-Hydroxid (0,1 N) führten innerhalb von 45 Sekunden zu *Campylobacter*-Reduktionen um 1,4, 1,6 oder 3,5 Log_{10} KbE/g Hühnerflügel bei 4 °C. Eine Behandlung mit der ACS-LA (Saures Ca-Sulfat, Milchsäure, Ethanol, Na-dodecyl-Sulfat und Propylen Glykol) als Kombinationspräparat zeigte mit mehr als 5,0 Log_{10} KbE/g innerhalb von 15 Sekunden Einwirkzeit ein deutlich höheres Potenzial als die Einzelanwendungen.

Auf der Suche nach akzeptablen Dekontaminationsverfahren werden auch andere pflanzliche Wirkstoffe evaluiert. Piskernik et al. (2011) untersuchten das Potenzial von Rosmarin-Extrakten zur Reduzierung von *Campylobacter*. Der Effekt war begrenzt, zeigte aber in Kombination mit einer Einfrier-Auftau-Phase von 24 h vor Behandlung mit dem Extrakt eine Reduktion von *Campylobacter* um 2 Log_{10}-Stufen.

Einfrieren von Fleisch kann zur Dekontamination eingesetzt werden, da es beim Gefrierprozess zur Eiskristallbildung und Austrocknung und damit zur Schädigung von Bakterienzellen kommt. Einfrieren (–20 °C) von mit *Campylobacter* inokuliertem (ca. 10^8 KbE/g) Geflügelhackfleisch oder Geflügelhaut führte innerhalb von 14 Tagen zur Keimzahlreduzierung von *C. jejuni* zwischen 1,48 und 1,57 Log_{10} KbE/g für Hackfleisch und 2,26 und 3,39 Log_{10} KbE/g für Haut. Die höheren Werte waren erreichbar, wenn die Proben zuvor für mehrere Tage bei +4 °C kühl gelagert wurden (Bhaduri und Cottrell, 2004). Georgsson et al. (2006) untersuchten den Einfluss der Gefrierlagerung von Broiler-Schlachtkörpern bei –20 °C über einen Zeitraum von bis zu 220 Tagen. Zudem wurden Auftautemperaturen von 7 °C und 22 °C bewertet. Die lange Lagerung gefrorener Tierkörper führte bei natürlich kontaminierten Schlachtkörpern zu einer *Campylobacter*-Reduktion um ca. eine Log_{10}-Stufe. Die Zahl parallel bestimmter fäkalcoliformer Bakterien veränderte sich hingegen nicht. Die unterschiedlichen Auftautemperaturen zeigten keinen deutlichen Effekt. Der größte Effekt war nach 73 Tagen zu beobachten, während bis zum Ende der Lagerperiode keine signifikanten Unterschiede festgestellt wurden. In einem zweiten Versuch wurde die Kurzzeitlagerung über 31 Tage bei –20 °C in unterschiedlich stark belasteten Herden evaluiert. Hier wurden *Campylobacter*-Zahl-Senkungen zwischen 0,65 und 2,87 Log_{10}-Stufen festgestellt. Dies war verbunden mit der Ausgangsbelastung der Schlachtkörper, je höher dieses Level war (zwischen 4,66 und 6,07 Log_{10} KbE/1000g), desto größer war auch die Reduzierung. In diesem Fall wurden auch Reduktionen bei den fäkalcoliformen Bakterien festgestellt (0,28–1,63 Log_{10}-Stufen). Eine Kurzzeit Gefrierlagerung von nur 9 Tagen führte bereits zu einer *Campylobacter*-Reduktion um eine Log_{10}-Stufe. Das Gefrieren hat allerdings den großen Nachteil, dass eine Frischvermarktung damit ausgeschlossen wird. Auch gibt es nach den EU-Vermarktungsnormen für Geflügelfleisch keine Angebotsform wie „aufgetaut“.

Eine beispielhafte Bewertung der Interventionsmaßnahmen in der Broilerfleischerzeugung im Hinblick auf das Kosten-Nutzen-Verhältnis (Niederlande) konnte nur für die Vermeidung der Verteilung kontaminierter Fäzes eine Netto-Ersparnis darstellen. Bei den anderen Maßnahmen muss man abwägen, welche Kosten für die Vermeidung eines DALY entstehen. Dabei kann eine in ihren direkten Kosten günstig erscheinende Maßnahme durchaus teuer in Bezug auf die vermiedenen DALY sein, wenn sie nur einen geringen Effekt hat. Für die meisten Verfahren kann von Kosten über 100.000 € je vermiedenem DALY ausgegangen werden.

Bestrahlung von Geflügelfleisch ist die mit Abstand teuerste Methode, gefolgt von Gefrieren. Bei den Erwägungen stehen auch indirekte Kosten wie wirtschaftliche Verluste, bedingt durch eine verringerte Akzeptanz des Verbrauchers, oder Wettbewerbsnachteile wie durch Konkurrenzprodukte am Beispiel von Gefrierfleisch aus dem Nicht-EU-Ausland zur Diskussion. Effektive Maßnahmen könnten bezogen auf die Kosten auf Farmebene die Phagentherapie sein. Die tatsächlichen Kosten sind allerdings in Ermangelung einer kommerziellen Verfügbarkeit nur in einem gewissen Rahmen schätzbar. Auf Schlachthofebene kann die chemische Dekontamination zum Beispiel mit Milchsäure kosteneffektiv sein. Die den Preis beeinflussenden Variablen wie die Häufigkeit der Anwendung, die eingesetzte Konzentration und der Anschaffungspreis der Substanzen sind dabei besonders zu berücksichtigen. Grundlegend sind solche Abschätzungen, wie auch die Risikobewertungen, von der Genauigkeit der Datenlage und den Berechnungsmodellen abhängig (Mangen et al., 2007).

2.5 Maßnahmen auf der Vermarktungsebene

Der Einsatz von Marinaden kann bei frischem Geflügelfleisch auf den Stufen der Vermarktung oder bei der häuslichen Zubereitung als *Campylobacter*-reduzierender Schritt angewandt werden. Birk et al. (2010) untersuchten die Wirkung verschiedener Marinadeninhaltsstoffe und insbesondere organische Säuren in ihrer *Campylobacter*-hemmenden Wirkung. Bei der Anwendung der Sauren Marinaden an Hähnchenfleisch kam es zu einem pH-Wert-Anstieg innerhalb der ersten Minuten, was durch einen puffernden Effekt des Fleisches erklärbar ist und einen Teil des antimikrobiellen Effektes reduziert. Die stärkste Wirkung als Einzelsubstanz hatte Weinessig (pH 3,4). Vermutlich ist dies in der komplexen Zusammensetzung des Fermentationsproduktes begründet. Zitronensaft führte zu einer etwas schwächeren *Campylobacter*-Reduktion, obwohl es die Substanz mit dem niedrigsten ph-Wert war (pH 2,7). Allerdings ist hier vornehmlich Zitronensäure als Wirkstoff enthalten.

Die hemmende Wirkung der Säure in Form von Marinaden mit weiteren Zutaten war fortschreitend über den Testzeitraum von drei Tagen und führte insgesamt zu einer *Campylobacter*-Reduktion um ca. 1,2 Log_{10}. Trotz der niedrigen pH-Werte der Marinaden (<3), war kein Akzeptanzverlust der zubereiteten Hähnchenbruststücke in der sensorischen Bewertung festzustellen. Die Untersuchung wurde an Hähnchenbrustfilets von 120–140 g durchgeführt. Je Brustfilet wurde 8 g Marinade eingesetzt. Die Zusammensetzung der Marinaden ist in Tabelle 2-8 dargestellt.

 Behr's Verlag, Hamburg

Tab. 2-8 Zusammensetzung von Marinaden mit *Campylobacter*-hemmender Wirkung (BIRK et al., 2010)

	Zutaten	Anteil in %
Marinade 1 pH 2,45	Granatapfel Sirup	45,5
	Wasser	23
	Honig	17
	Senfpulver	11,5
	Kochsalz	2
	Pfeffer	1
Marinade 2 pH 2,1	Zitronensaft	73
	Honig	18
	Knoblauch	6
	Kochsalz	2
	Pfeffer	1
Marinade 3 pH 2,87	Weißweinessig	52
	Zucker	24
	Zwiebeln	18,5
	Estragon	2,5
	Kochsalz	2
	Pfeffer	1

Lebensmittel und Frischfleisch werden häufig unter Schutzatmosphäre verpackt (modifizierte Atmosphären Verpackung, MAP). Bei dieser Verpackungsform werden verschiedene Gase eingesetzt. CO_2 als aktive Komponente in solchen Gasmischungen hemmt die bakterielle Vermehrung. Sauerstoff wird bei Frischfleisch zum Erhalt der roten Farbe eingesetzt. Stickstoff ist ein methabolisch inertes Gas und wird beispielsweise als Stützgas genutzt. Frischfleisch kann beispielsweise in einer modifizierten Atmosphäre mit 70 % O_2 und 30 % CO_2 verpackt werden. Dies ist auch eine für frisches Geflügelfleisch gebräuchliche Mischung. In Versuchen zur Wirkung auf *Campylobacter* konnte gezeigt werden, dass eine Verpackungsform mit 70 % O_2/30 % CO_2 eine signifikante *Campylobacter*-Zahl-Senkung auf Hähnchenbrustfleisch ohne Haut um mehrere Log_{10}-Stufen zur Folge hatte (inokuliertes Fleisch mit höherer Keimzahl zur besseren Darstellung des reduzierenden Effektes). Bei der Verpackung mit 70 % N_2/30 % CO_2 war kein signifikanter Effekt zu beobachten. Während der Lagerdauer von 11 Tagen kam es bei beiden Atmosphären zu einem starken Anstieg der mesophilen Keimzahl, der Zahl der Milchsäurebakterien und von *Brochothrix thermosphacta*. Letztere erreichten höhere Keimdichten in der sauerstoffhaltigen Atmosphäre. Die Lagerung der verpackten Fleischstücke erfolgte bei 4 bis 5 °C. Schlussfolgernd ließ sich ableiten, dass eine hemmende Wirkung auf *Campylobacter* mit einer gesteigerten Lebensmittelsicherheit nicht auch gleichzeitig mit einer Verbesserung der Haltbarkeit des Produktes verbunden sein muss (BOYSEN et al., 2007).

BYRD et al. (2011) zeigten, das *Campylobacter* auf natürlich belasteten Broiler-Karkassen bei Einsatz eine sauerstoffhaltigen Schutzatmosphäre reduziert wird. Auch hier wurden signifikante Anstiege der psychrophilen Verderbnisflora festgestellt. Daher wird eine Kombination mit Verfahren empfohlen, die der Entwicklung der Verderbnisflora unter O_2-angereicherter Schutzatmosphäre Einhalt gebieten können. In einer Studie zur Überlebensfähigkeit von *Campylobacter* auf vakuumverpackten Rind- und Schweinefleisch konnte gezeigt werden, dass durch einen schützenden Effekt der natürlichen Fleischflora eine Steigerung der Überlebensfähigkeit von *Campylobacter* besteht. Auch das ist ein Aspekt, der bei der Bewertung der Verpackungstechnologie bedacht werden muss (BALAMURUGAN et al., 2011)

Literatur

ANONYMOUS. (2003): DENMARK: Bacteria-free chicken flops with Danes.

ATTERBURY, R. J.; CONNERTON, P. L.; DODD, C. E.; REES, C. E.; CONNERTON, I. F. (2003a): Application of Host-Specific Bacteriophages to the Surface of Chicken Skin Leads to a Reduction in Recovery of *Campylobacter jejuni*. Appl. Environ. Microbiol. **69,** 6302–6306

ATTERBURY, R. J.; CONNERTON, P. L.; DODD, C. E.; REES, C. E.; CONNERTON, I. F. (2003b): Isolation and characterization of *Campylobacter* bacteriophages from retail poultry. Appl. Environ. Microbiol. **69,** 4511–4518

ATTERBURY, R. J.; DILLON, E.; SWIFT, C.; CONNERTON, P. L.; FROST, J. A.; DODD, C. E.; REES, C. E.; CONNERTON, I. F. (2005): Correlation of *Campylobacter* bacteriophage with reduced presence of hosts in broiler chicken ceca. Appl. Environ. Microbiol. **71,** 4885–4887

BALAMURUGAN, S.; NATTRESS, F. M.; BAKER, L. P.; DILTS, B. D. (2011): Survival of *Campylobacter jejuni* on beef and pork under vacuum packaged and retail storage conditions: Examination of the role of natural meat microflora on *C. jejuni* survival. Food Microbiol. **28,** 1003–1010

BASHOR, M. P.; CURTIS, P. A.; KEENER, K. M.; SHELDON, B. W.; KATHARIOU, S.; OSBORNE, J. A. (2004): Effects of carcass washers on *Campylobacter* contamination in large broiler processing plants. Poult. Sci. **83,** 1232–1239

BATZ, M. B.; HOFFMANN, S.; MORRIS, J. G.; JR. (2012): Ranking the disease burden of 14 pathogens in food sources in the United States using attribution data from outbreak investigations and expert elicitation. J. Food Prot. **75,** 1278–1291

BHADURI, S.; COTTRELL, B. (2004): Survival of Cold-Stressed *Campylobacter jejuni* on Ground Chicken and Chicken Skin during Frozen Storage. Appl. Environ. Microbiol. **70,** 7103–7109

BIGWOOD, T.; HUDSON, J. A.; BILLINGTON, C.; CAREY-SMITH, G. V.; HEINEMANN, J. A. (2008): Phage inactivation of foodborne pathogens on cooked and raw meat. Food Microbiol. **25,** 400–406

BIRK, T.; GRONLUND, A. C.; CHRISTENSEN, B. B.; KNOCHEL, S.; LOHSE, K.; ROSENQUIST, H. (2010): Effect of organic acids and marination ingredients on the survival of *Campylobacter jejuni* on meat. J. Food Prot. **73,** 258–265

BISHOP-HURLEY, S. L.; REA, P. J.; MCSWEENEY, C. S. (2010): Phage-displayed peptides selected for binding to *Campylobacter jejuni* are antimicrobial. Protein Eng. Des. Sel. **23,** 751–757

BOYSEN, L.; KNOCHEL, S.; ROSENQUIST, H. (2007): Survival of *Campylobacter jejuni* in different gas mixtures. FEMS Microbiol. Lett. **266,** 152–157

BRYAN, F. L.; DOYLE, M. P. (1995): Health Risks and Consequences of *Salmonella* and *Campylobacter jejuni* in Raw Poultry. J. Food Prot. **58,** 326–344

BRYNESTAD, S.; BRAUTE, L.; LUBER, P.; BARTELT, E. (2008): Quantitative microbiological risk assessment of campylobacteriosis cases in the German population due to consumption of chicken prepared in homes. Int. J. Risk Assessment and Management **8,** 194–213

BYRD, J. A.; CORRIER, D. E.; HUME, M. E.; BAILEY, R. H.; STANKER, L. H.; HARGIS, B. M. (1998): Effect of feed withdrawal on *Campylobacter* in the crops of market-age broiler chickens. Avian Dis. **42,** 802–806

BYRD, J. A.; HARGIS, B. M.; CALDWELL, D. J.; BAILEY, R. H.; HERRON, K. L.; MCREYNOLDS, J. L.; BREWER, R. L.; ANDERSON, R. C.; BISCHOFF, K. M.; CALLAWAY, T. R.; KUBENA, L. F. (2001): Effect of lactic acid administration in the drinking water during preslaughter feed withdrawal on *Salmonella* and *Campylobacter* contamination of broilers. Poult. Sci. **80,** 278–283

BYRD, J. A.; MCKEE, S. R. (2005): Improving slaughter and processing technologies. In: MEAD, G.C., Editor. Food safety control in the poultry industry. Cambridge, England: Woolhead Publishing, 310–332

BYRD, J. A.; SAMS, A. R.; HARGIS, B. M.; CALDWELL, D. J. (2011): Effect of selected modified atmosphere packaging on *Campylobacter* survival in raw poultry. Poult. Sci. **90,** 1324–1328

CAC. (1999): PRINCIPLES AND GUIDELINES FOR THE CONDUCT OF A MICROBIOLOGICAL RISK ASSESSMENT. CAC/GL-30

CARVALHO, C. M.; GANNON, B. W.; HALFHIDE, D. E.; SANTOS, S. B.; HAYES, C. M.; ROE, J. M.; AZEREDO, J. (2010): The in vivo efficacy of two administration routes of a phage cocktail to reduce numbers of *Campylobacter coli* and *Campylobacter jejuni* in chickens. BMC Microbiol. **10,** 232

CHAVEERACH, P.; LIPMAN, L. J.; VAN, K. F. (2004): Antagonistic activities of several bacteria on in vitro growth of 10 strains of *Campylobacter jejuni / coli* Int. J. Food Microbiol. **90,** 43–50

COLE, K.; FARNELL, M. B.; DONOGHUE, A. M.; STERN, N. J.; SVETOCH, E. A.; ERUSLANOV, B. N.; VOLODINA, L. I.; KOVALEV, Y. N.; PERELYGIN, V. V.; MITSEVICH, E. V.; MITSEVICH, I. P.; LEVCHUK, V. P.; POKHILENKO, V. D.; BORZENKOV, V. N.; SVETOCH, O. E.; KUDRYAVTSEVA, T. Y.; REYES-HERRERA, I.; BLORE, P. J.; SOLIS DE LOS, S. F.; DONOGHUE, D. J. (2006): Bacteriocins reduce *Campylobacter* colonization and alter gut morphology in turkey poults. Poult. Sci. **85,** 1570–1575

CONNERTON, P. L.; TIMMS, A. R.; CONNERTON, I. F. (2011): *Campylobacter* bacteriophages and bacteriophage therapy. J. Appl. Microbiol. **111,** 255–265

CORRIER, D. E.; BYRD, J. A.; HARGIS, B. M.; HUME, M. E.; BAILEY, R. H.; STANKER, L. H. (1999a): Presence of *Salmonella* in the crop and ceca of broiler chickens before and after preslaughter feed withdrawal. Poult. Sci. **78,** 45–49

CORRIER, D. E.; BYRD, J. A.; HARGIS, B. M.; HUME, M. E.; BAILEY, R. H.; STANKER, L. H. (1999b): Survival of *Salmonella* in the crop contents of market-age broilers during feed withdrawal. Avian Dis. **43,** 453–460

CORRY, J. E. L.; JAMES, S. J.; PURNELL, G.; BARBADO-PINTO, C. S.; CHOCHOIS, Y.; HOWELL, M.; JAMES, C. (2007): Surface pasteurisation of chicken carcasses using hot water. J. Food Eng. **79,** 913–919

COX, J. M.; PAVIC, A. (2010): Advances in enteropathogen control in poultry production. J. Appl. Microbiol. **108,** 745–755

DOYLE, M. P.; ERICKSON, M. C. (2012): Opportunities for mitigating pathogen contamination during on-farm food production. Int. J. Food Microbiol. **152,** 54–74

EFSA. (2005): Scientific report of the scientific panel on Biological Hazards on the request from the Commission related to *Campylobacter* in animals and foodstuffs. Annex to The EFSA Journal **173,** 1–105

EFSA. (2011): Scientific Opinion on *Campylobacter* in broiler meat production: control options and performance obectives and/or targets at different stages of the food chain. EFSA Journal **9**, 141

EL-SHIBINY, A.; SCOTT, A.; TIMMS, A.; METAWEA, Y.; CONNERTON, P.; CONNERTON, I. (2009): Application of a group II *Campylobacter* bacteriophage to reduce strains of *Campylobacter jejuni* and *Campylobacter coli* colonizing broiler chickens. J. Food Prot. **72,** 733–740

ESCUDERO-GILETE, M. L.; GONZALEZ-MIRET, M. L.; HEREDIA, F. J. (2005): Multivariate study of the decontamination process as function of time, pressure and quantity of water used in washing stage after evisceration in poultry meat production. J. Food Eng. **69** 245–251

EVERS, E. G. (2004): Predicted quantitative effect of logistic slaughter on microbial prevalence. Prev. Vet. Med. **65,** 31–46

FEDERIGHI, M.; CAPPELIER, J. M.; ROSSERO, A.; COPPEN, P.; DENIS, J. C. (1995): Assessment of the Effect of a Decontamination Process of Broiler Carcasses on thermotolerant Campylobacters. Sci. Aliments **15,** 393–401

FRASER, R. W.; WILLIAMS, N. T.; POWELL, L. F.; COOK, A. J. (2010): Reducing *Campylobacter* and *Salmonella* infection: two studies of the economic cost and attitude to adoption of on-farm biosecurity measures. Zoonoses Public Health **57,** e109–115

FROST, J. A.; KRAMER, J. M.; GILLANDERS, S. A. (1999): Phage typing of *Campylobacter jejuni* and *Campylobacter coli* and its use as an adjunct to serotyping. Epidemiol. Infect. **123,** 47–55

GEORGSSON, F.; THORNORKELSSON, A. E.; GEIRSDOTTIR, M.; REIERSEN, J.; STERN, N. J. (2006): The influence of freezing and duration of storage on *Campylobacter* and indicator bacteria in broiler carcasses. Food Microbiol. **23,** 677–683

GIBBENS, J. C.; PASCOE, S. J. S.; EVANS, S. J.; DAVIES, R. H.; SAYERS, A. R. (2001): A trial of biosecurity as a means to control *Campylobacter* infection of broiler chickens. Prev. Vet. Med. **48,** 85–99

HALD, B.; SOMMER, H. M.; SKOVGARD, H. (2007): Use of Fly Screens to Reduce *Campylobacter* spp. Introduction in Broiler Houses. Emerg. Infect. Dis. **13,** 1951–1953

HAVELAAR, A. H.; HAAGSMA, J. A.; MANGEN, M. J.; KEMMEREN, J. M.; VERHOEF, L. P.; VIJGEN, S. M.; WILSON, M.; FRIESEMA, I. H.; KORTBEEK, L. M.; VAN DUYNHOVEN, Y. T.; VAN PELT, W. (2012): Disease burden of foodborne pathogens in the Netherlands, 2009. Int. J. Food Microbiol. **156,** 231–238

HERMANS, D.; VAN DEUN, K.; MESSENS, W.; MARTEL, A.; VAN IMMERSEEL, F.; HAESEBROUCK, F.; RASSCHAERT, G.; HEYNDRICKX, M.; PASMANS, F. (2011): *Campylobacter* control in poultry by current intervention measures ineffective: urgent need for intensified fundamental research. Vet. Microbiol. **152,** 219–228

HOANG, K. V.; STERN, N. J.; LIN, J. (2011a): Development and stability of bacteriocin resistance in *Campylobacter* spp. J. Appl. Microbiol. **111,** 1544–1550

HOANG, K. V.; STERN, N. J.; SAXTON, A. M.; XU, F.; ZENG, X.; LIN, J. (2011b): Prevalence, development, and molecular mechanisms of bacteriocin resistance in *Campylobacter*. Appl. Environ. Microbiol. **77,** 2309–2316

HWANG, C. A.; BEUCHAT, L. R. (1995): Efficacy of a lactic acid/sodium benzoate wash solution in reducing bacterial contamination of raw chicken. Int. J. Food Microbiol. **27,** 91–98

JAMES, C.; JAMES, S. J.; HANNAY, N.; PURNELL, G.; BARBEDO-PINTO, C.; YAMAN, H.; ARAUJO, M.; GONZALEZ, M. L.; CALVO, J.; HOWELL, M.; CORRY, J. E. (2007): Decontamination of poultry carcasses using steam or hot water in combination with rapid cooling, chilling or freezing of carcass surfaces. Int. J. Food Microbiol. **114,** 195–203

JANSEN, W. (2012): Organische Säuren im Tränkewasser von Masthähnchen als Interventionsmaßnahme in der Primärproduktion gegen *Campylobacter* spp. Diss. Tiho Hannover

JOHANNESSEN, G. S.; JOHNSEN, G.; OKLAND, M.; CUDJOE, K. S.; HOFSHAGEN, M. (2007): Enumeration of thermotolerant *Campylobacter* spp. from poultry carcasses at the end of the slaughter-line. Lett. Appl. Microbiol. **44,** 92–97

KELLY, L. A.; HARTNETT, E.; GETTINBY, G.; FAZIL, A.; SNARY, E.; WOOLDRIDGE, M. (2003): Microbiological safety of poultry meat: risk assessment as a way forward. Worlds Poult. Sci. J. **59,** 495–508

KEMMEREN, J. M.; MANGEN, M. J. J.; DUYNHOVEN, Y. T. H. P. V.; HAVELAAR, A. H. (2006): Priority setting of foodborne pathogens: disease burden and costs of selected enteric pathogens.

LAKE, R. J.; CRESSEY, P. J.; CAMPBELL, D. M.; OAKLEY, E. (2010): Risk ranking for foodborne microbial hazards in New Zealand: burden of disease estimates. Risk Anal. **30,** 743–752

LEHNER, Y. (2010): Prozessoptimierungen in der Broilerschlachtung zur quantitativen Reduktion von thermophilen *Campylobacter* spp. auf frischem Geflügelfleisch und -produkten. Diss. Tiho Hannover

LI, Y.; YANG, H.; SWEM, B. L. (2002): Effect of high Temperature inside-outside Spray on Survival of *Campylobacter jejuni* Attached to Prechill Chicken Carcasses. Poult. Sci. **81,** 1371–1377

LIN, J. (2009): Novel approaches for *Campylobacter* control in poultry. Foodborne Pathog. Dis. **6,** 755–765

LINE, J. E.; SVETOCH, E. A.; ERUSLANOV, B. V.; PERELYGIN, V. V.; MITSEVICH, E. V.; MITSEVICH, I. P.; LEVCHUK, V. P.; SVETOCH, O. E.; SEAL, B. S.; SIRAGUSA, G. R.; STERN, N. J. (2008): Isolation and purification of enterocin E-760 with broad antimicrobial activity against gram-positive and gram-negative bacteria. Antimicrob. Agents Chemother. **52,** 1094–1100

LOC CARRILLO, C.; ATTERBURY, R. J.; EL SHIBINY, A.; CONNERTON, P. L.; DILLON, E.; SCOTT, A.; CONNERTON, I. F. (2005): Bacteriophage therapy to reduce *Campylobacter jejuni* colonization of broiler chickens. Appl. Environ. Microbiol. **71,** 6554–6563

LORETZ, M.; STEPHAN, R.; ZWEIFEL, C. (2010): Antimicrobial activity of decontamination treatments for poultry carcasses: A literature survey. Food Control **21,** 791–804

LUBER, P.; BARTELT, E. (2005): Campylobacteriose durch Hähnchenfleisch: Eine quantitative Risikoschätzung. BfR Wissenschaft, Bundesinstitut für Risikobewertung **03**

MANGEN, M. J.; HAVELAAR, A. H.; POPPE, K. P.; DE WIT, G. A. (2007): Cost-utility analysis to control *Campylobacter* on chicken meat: Dealing with data limitations. Risk Anal. **27,** 815–830

MEAD, G. C. (2004): Microbiological quality of poultry meat: A review. Braz. J. Poult. Sci. **6,** 135–142

MONK, A. B.; REES, C. D.; BARROW, P.; HAGENS, S.; HARPER, D. R. (2010): Bacteriophage applications: where are we now? Lett. Appl. Microbiol. **51,** 363–369

MUSGROVE, M. T.; CASON, J. A.; FLETCHER, D. L.; STERN, N. J.; COX, N. A.; BAILEY, J. S. (1997): Effect of cloacal plugging on microbial recovery from partially processed broilers. Poult. Sci. **76,** 530–533

NAUTA, M.; HAVELAAR, A. (2008): Risk-based standards for *Campylobacter* in the broiler meat chain. Food Control **19,** 372–381

NAUTA, M.; HILL, A.; ROSENQUIST, H.; BRYNESTAD, S.; FETSCH, A.; VAN DER LOGT, P.; FAZIL, A.; CHRISTENSEN, B.; KATSMA, E.; BORCK, B.; HAVELAAR, A. (2009a): A comparison of risk assessments on *Campylobacter* in broiler meat. Int. J. Food Microbiol. **129,** 107–123

NAUTA, M. J.; VAN DER WAL, F. J.; PUTIRULAN, F. F.; POST, J.; VAN DE KASSTEELE, J.; BOLDER, N. M. (2009b): Evaluation of the „testing and scheduling“ strategy for control of *Campylobacter* in broiler meat in The Netherlands. Int. J. Food Microbiol. **134,** 216–222

NEAL-MCKINNEY, J. M.; LU, X.; DUONG, T.; LARSON, C. L.; CALL, D. R.; SHAH, D. H.; KONKEL, M. E. (2012): Production of organic acids by probiotic lactobacilli can be used to reduce pathogen load in poultry. PloS one **7,** e43928

NORTHCUTT, J. K.; BERRANG, M. E.; DICKENS, J. A.; FLETCHER, D. L.; COX, N. A. (2003): Effect of broiler age, feed withdrawal, and transportation on levels of coliforms, *Campylobacter*, *Escherichia coli* and *Salmonella* on carcasses before and after immersion chilling. Poult. Sci. **82,** 169–173

NORTHCUTT, J. K.; SMITH, D. P.; MUSGROVE, M. T.; INGRAM, K. D.; HINTON, A.; JR. (2005): Microbiological impact of spray washing broiler carcasses using different chlorine concentrations and water temperatures. Poult. Sci. **84,** 1648–1652

PISKERNIK, S.; KLANCNIK, A.; RIEDEL, C. T.; BRONDSTED, L.; MOZINA, S. S. (2011): Reduction of *Campylobacter jejuni* by natural antimicrobials in chicken meat-related conditions. Food Control **22,** 718–724

POTTURI-VENKATA, L. P.; BACKERT, S.; VIEIRA, S. L.; OYARZABAL, O. A. (2007): Evaluation of logistic processing to reduce cross-contamination of commercial broiler carcasses with *Campylobacter* spp. J. Food Prot. **70,** 2549–2554

POWELL, M.; EBEL, E.; SCHLOSSER, W. (2001): Considering uncertainty in comparing the burden of illness due to foodborne microbial pathogens. Int. J. Food Microbiol. **69,** 209–215

REICH, F.; ATANASSOVA, V.; HAUNHORST, E.; KLEIN, G. (2008): The effects of *Campylobacter* numbers in caeca on the contamination of broiler carcasses with *Campylobacter*. Int. J. Food Microbiol. **127,** 116–120

RIEDEL, C. T.; BRONDSTED, L.; ROSENQUIST, H.; HAXGART, S. N.; CHRISTENSEN, B. B. (2009): Chemical decontamination of *Campylobacter jejuni* on chicken skin and meat. J. Food Prot. **72,** 1173–1180

ROSENQUIST, H.; NIELSEN, N. L.; SOMMER, H. M.; NORRUNG, B.; CHRISTENSEN, B. B. (2003): Quantitative Risk Assessment of Human Campylobacteriosis associated with thermophilic *Campylobacter* Species in Chickens. Int. J. Food Microbiol. **83,** 87–103

SANTINI, C.; BAFFONI, L.; GAGGIA, F.; GRANATA, M.; GASBARRI, R.; DI GIOIA, D.; BIAVATI, B. (2010): Characterization of probiotic strains: an application as feed additives in poultry against *Campylobacter jejuni*. Int. J. Food Microbiol. **141 Suppl 1,** S98–108

SCALLAN, E.; HOEKSTRA, R. M.; ANGULO, F. J., TAUXE, R. V., WIDDOWSON, M. A., ROY, S. L., JONES, J. L.; GRIFFIN, P. M. (2011): Foodborne illness acquired in the United States--major pathogens. Emerg. Infect. Dis. **17,** 7–15

SCOTT, A. E., TIMMS, A. R., CONNERTON, P. L., EL SHIBINY, A.; CONNERTON, I. F. (2007): Bacteriophage influence *Campylobacter jejuni* types populating broiler chickens. Environ. Microbiol. **9,** 2341–2353

SIRINGAN, P.; CONNERTON, P. L.; PAYNE, R. J.; CONNERTON, I. F. (2011): Bacteriophage-Mediated Dispersal of *Campylobacter jejuni* Biofilms. Appl. Environ. Microbiol. **77,** 3320–3326

STERN, N. J.; SVETOCH, E. A.; ERUSLANOV, B. V.; KOVALEV, Y. N.; VOLODINA, L. I.; PERELYGIN, V. V.; MITSEVICH, E. V.; MITSEVICH, I. P.; LEVCHUK, V. P. (2005): *Paenibacillus polymyxa* Purified Bacteriocin To Control *Campylobacter jejuni* in Chickens. J. Food Prot. **68,** 1450–1453

SVETOCH, E. A.; STERN, N. J. (2010): Bacteriocins to control *Campylobacter* spp. in poultry – A review. Poult. Sci. **89,** 1763–1768

SVETOCH, E. A.; STERN, N. J.; ERUSLANOV, B. V.; KOVALEV, Y. N.; VOLODINA, L. I.; PERELYGIN, V. V.; MITSEVICH, E. V.; MITSEVICH, I. P.; POKHILENKO, V. D.; BORZENKOV, V. N.; LEVCHUK, V. P.; SVETOCH, O. E.; KUDRIAVTSEVA, T. Y. (2005): Isolation of *Bacillus circulans* and *Paenibacillus polymyxa* Strains Inhibitory to *Campylobacter jejuni* and Characterization of Associated Bacteriocins. J. Food Prot. **68,** 11–17

TOLJANDER, J.; DOVARN, A.; ANDERSSON, Y.; IVARSSON, S.; LINDQVIST, R. (2012): Public health burden due to infections by verocytotoxin-producing *Escherichia coli* (VTEC) and *Campylobacter* spp. as estimated by cost of illness and different approaches to model disability-adjusted life years. Scand. J. of Public Health **40,** 294–302

WAGENAAR, J. A.; MEVIUS, D. J.; HAVELAAR, A. H. (2006): *Campylobacter* in primary animal production and control strategies to reduce the burden of human campylobacteriosis. Rev. Sci. Tech. **25,** 581–594

WAGENAAR, J. A.; VAN BERGEN, M. A.; MUELLER, M. A.; WASSENAAR, T. M.; CARLTON, R. M. (2005): Phage therapy reduces *Campylobacter jejuni* colonization in broilers. Vet. Microbiol. **109,** 275–283

WILLIS, W. L.; REID, L. (2008): Investigating the effects of dietary probiotic feeding regimens on broiler chicken production and *Campylobacter jejuni* presence. Poult. Sci. **87,** 606–611

YANG, H.; LI, Y.; JOHNSON, M. G. (2001): Survival and death of *Salmonella* Typhimurium and *Campylobacter jejuni* in processing water and on chicken skin during poultry scalding and chilling. J. Food Prot. **64,** 770–776

ZHANG, G.; MA, L.; DOYLE, M. P. (2007): Potential competitive exclusion bacteria from poultry inhibitory to *Campylobacter jejuni* and *Salmonella*. J. Food Prot. **70,** 867–873

ZHAO, T.; DOYLE, M. P. (2006): Reduction of *Campylobacter jejuni* on chicken wings by chemical treatments. J. Food Prot. **69,** 762–767

3 Mikrobiologische Kriterien und Bekämpfungsstrategien

Zurzeit gibt es in Deutschland und Europa keine rechtlich festgelegten mikrobiologischen Kriterien für die Belastung eines Lebensmittels mit *Campylobacter*. Allerdings ist *Campylobacter* als Zoonose-Erreger anerkannt und in der Zoonosen-Überwachungsrichtlinie RL 2003/99/EG (ANONYM, 2003a) als zu überwachendes Bakterium enthalten. Demnach sind das Vorkommen und die Verbreitung von *Campylobacter* sowie das Auftreten von Antibiotokaresistenzen bei Stämmen von Mensch und Tier zu erfassen und die Dynamik in diesen Populationen zu verfolgen.

In die Verordnungen (EG) 2160/2003 „zur Bekämpfung von Salmonellen und anderen durch Lebensmittel übertragbaren Zoonoseerregern" (ANONYM, 2003b) und 2073/2005 „über mikrobiologische Kriterien für Lebensmittel" (ANONYM, 2005), hat *Campylobacter* bisher keinen Eingang gefunden. Es bestanden zwar Bereits Ansätze und Diskussionen, in welcher Form *Campylobacter* in die Verordnung (EG) 2073/2005 aufgenommen werden könnte, zum Beispiel als Lebensmittelhygienekriterium, es hat sich aber bisher keine rechtlich verbindliche Regelung durchgesetzt.

Auf nationaler Ebene in Deutschland wird in der „Verordnung mit lebensmittelrechtlichen Vorschriften zur Überwachung von Zoonosen und Zoonoseerregern" (ANONYM, 2007) gefordert, dass Lebensmittelunternehmer Rückstellproben des Probenmaterials anzufertigen und aufzubewahren haben, wenn sie im Rahmen betriebseigener Kontrollen nach VO (EG) 2073/2005 Lebensmittel auf Zoonoseerreger untersuchen. Zudem sind sie aufgefordert, der zuständigen Behörde den Nachweis von Zoonoseerregern mitzuteilen und Isolate der nachgewiesenen Erreger herzustellen.

In den Mikrobiologischen Richt- und Warnwerten zur Beurteilung von Lebensmitteln, erarbeitet durch die Deutsche Gesellschaft für Hygiene und Mikrobiologie (DGHM, 2012), wird darauf verwiesen, dass *Campylobacter* bei Fleischerzeugnissen, die roh verzehrt werden oder rohes Geflügelfleisch enthalten, beachtet werden sollten.

Nach Standards der britischen Public Health Laboratory Service (PHLS) wird für verzehrsfertige Lebensmittel auf Handelsebene, sogenanntes ready-to-eat food, gefordert, dass Krankheitserreger in 25 g nicht nachweisbar sein dürfen um als

„zufriedenstellend“ bewertet werden zu können. Zu den genannten Krankheitserregern zählt neben *Salmonella*, oder *E. coli* O157 auch *Campylobacter* (GILBERT et al., 2000).

Da der Fokus in Bezug auf die Bekämpfung der Campylobacteriose stark auf den Geflügelfleischsektor eingegrenzt wird, werden Ansätze zur Entwicklung von mikrobiologische Kriterien verstärkt in diesem Lebensmittelsektor zu erwarten sein. Aktuelle Entwicklungen gibt es bereits in den USA, Europa und Neuseeland.

In den USA wurden kürzlich Performance Standards zu *Salmonella* und *Campylobacter* für Geflügelschlachtbetriebe aufgestellt, die im Juli 2011 in Kraft getreten sind. Die Untersuchungen werden von dem Food Safety and Inspection Service des United States Department of Agriculture geplant und durchgeführt (FSIS, 2012). In diesen Standards sind die Probenahme- und Untersuchungsbedingungen für Broiler und junge Puten festgelegt. Die Betriebe werden in Abhängigkeit von den Nachweisraten für *Campylobacter* und *Salmonella* in eine von drei Kategorien eingeordnet (siehe Tab. 3-1). Die Einordnung in die höheren Kategorien hat zur Folge, dass die regelmäßige Testung intensiviert wird und dass Schlachtunternehmen ihre Hygienemaßnahmen intensivieren und verbessern sollen. Betriebe der Kategorie 3 in der *Salmonella* Untersuchung werden im Internet namentlich veröffentlicht, für *Campylobacter* steht die Entscheidung zur Veröffentlichung der Kategorie 3-Betriebe derzeit noch aus. Quartalsweise werden Statistiken zur allgemeinen Verteilung der Betriebe in den Kategorien 1–3 erstellt. Zusätzlich wurde eine Reihe von Empfehlungen erarbeitet, anhand derer Geflügelfleischproduzenten ihre Produktion optimieren können, um die Belastung mit *Salmonella* oder *Campylobacter* zu verringern (FSIS, 2010).

Tab. 3-1 Mikrobiologische Kriterien für Geflügelfleisch auf Schlachthof-Ebene in den USA (FSIS, 2012)

	***Salmonella* (positive)**			***Campylobacter* (positive)**		
Tierart und Probenzahl	K I	K II	K III	K I	K II	K III
Broiler (n = 51)	≤ 2	3–5	≥ 6	≤ 4	5–8	≥ 9
Pute (n = 56)	≤ 2	3–4	≥ 5	≤ 4	2–3	≥ 4

K = Kategorie

Dieses Vorgehen zur Umsetzung von mikrobiologischen Kriterien für *Salmonella* und *Campylobacter* ist nicht frei von Kritik. Die Annahme, dass eine Senkung der *Salmonella*-Prävalenz direkt zu einer Reduktion der humanen Erkrankungsfälle in den USA führe, sei aus den Entwicklungen Krankheitsfälle der letzten Jahre nicht abzuleiten. Daher stünde der finanzielle Aufwand für die Geflügelwirtschaft im Hinblick auf die zu erwartete Verbesserung der Situation in keinem vernünftigen Verhältnis. Standards für *Campylobacter*, als neues Kriterium, stellen die Industrie vor eine besonders hohe Herausforderung, da bisher keine zufriedenstellende Interventionsmaßnahme existiere. Besonders erschwerend sei, dass die Kriterien das Freisein von einem Pathogen in einer festgesetzten Zahl untersuchter Proben fordere. Dies sei deutlich aufwendiger und schwieriger zu gewährleisten als eine quantitative Reduktion, da auch die Keime tiefer Schichten zu erfassen sind und durch übliche Dekontaminations- und Reinigungsmaßnahmen schlecht erreicht werden. Der Nutzen dieser Kriterien für die Allgemeingesundheit sei auch für *Campylobacter* nicht ausreichend belegt und bedeute für die amerikanische Geflügelwirtschaft einen Wettbewerbsnachteil gegenüber anderen Marktteilnehmern (Russell, 2011).

Im Gegensatz zu dem Vorgehen in den USA wird in Europa ein quantitatives Kriterium diskutiert. Der Einfluss einer quantitativen Reduzierung von *Campylobacter* auf Hähnchenfleisch wurde bereits in Kapitel 2 dargestellt. Ein weiterer Grund für das Quantitative Vorgehen ist die Überlegung, dass innerhalb einer Herde von einer hohen Prävalenz auszugehen ist und somit eine gleichmäßige Belastung anzunehmen sei, die nach den Untersuchungen aus der Baseline-Studie in 2008 ein quantitatives Kriterium sinnvoll umsetzbar erscheinen lassen.

Eine Möglichkeit der Umsetzung wäre die direkte und kurzfristige Einführung von mikrobiologische Kriterien für *Campylobacter* in Hähnchenfleisch auf Schlachthofebene. Beispielsweise mit Grenzwerten für Broiler von 1.000 oder 500 KbE/g Nacken- und Brusthaut. Damit könne eine Reduzierung des Erkrankungsrisikos von >50 % oder >90 % erreicht werden. Allerdings ist davon auszugehen, dass auf dieser Grundlage 15 % oder 45 % des in Europa gewonnenen Hähnchenfleisches diese Kriterien nicht erfüllen werden. Daher erscheint ein überlegtes Vorgehen angeraten.

Zusätzlich könnten Bekämpfungsprogramme, wie solche nach Verordnung (EG) 2160/2003 für *Salmonella*, auch für *Campylobacter* eingerichtet werden, die Bereits erfolgreich zu einer Reduzierung der *Salmonella*-Prävalenz der Bestände führen bevor sie in die Fleischgewinnung gelangen (EFSA, 2011).

Derzeit in der Verordnung (EG) 2073/2005 festgelegte mikrobiologische Kriterien unterscheiden Lebensmittelsicherheitskriterien, bei denen Nichteinhaltung zu einem Vermarktungsverbot führt und Hygienekriterien, die ein Maß für die im Herstellungsprozess eingesetzte Sorgfalt und die Wirksamkeit der HACCP-Verfahren sind. Nichteinhaltung führt im letzteren Falle nicht zu einem Vermarktungsverbot. Diese Einordnung muss in die Überlegungen zur Einführung eines Kriteriums für *Campylobacter* berücksichtigt und auf ihre Umsetzbarkeit in den einzelnen EU-Mitgliedsstaaten geprüft werden. Vor allem unter Berücksichtigung der Möglichkeiten, wie mit Fleisch zu verfahren ist, das gesetzte Kriterien nicht erfüllt. Denkbar wäre die Verpflichtung, belastetes Fleisch zu dekontaminieren oder der Verarbeitung zu hitzebehandelten Fleischerzeugnissen zuzuführen. Von der EFSA wird derzeit die Prüfung, Umsetzbarkeit und Durchführbarkeit von Maßnahmen zur Erreichung eines mikrobiologischen Kriteriums empfohlen. Die Umsetzbarkeit wird nicht für alle Mitgliedstaaten einheitlich sein. Dies muss berücksichtigt werden, wenn ein angemessener Zeitrahmen zur Implementierung solcher rechtlich verbindlicher Maßstäbe vorgeschlagen wird (EFSA, 2011).

In Neuseeland wurde in den letzten Jahren intensiv an einer *Campylobacter*-Risikomanagementstrategie gearbeitet. Regelmäßige Überprüfungen und Anpassungen sollen dem fortschreitenden Kenntnisstand zu *Campylobacter* und seiner Verbreitung in der Lebensmittelkette Rechnung tragen und den Erfolg der Strategie überprüfen. Als mittelfristiges Ziel wurde eine Senkung der humanen Campylobacteriose-Inzidenz um 50 % bis 2013 angestrebt (NZFSA, 2010). Der Hintergrund für die Entwicklung dieser Strategie, war die überaus hohe Inzidenz von Campylobacteriose-Fällen von > 100/100.000 Einwohnern, im Vergleich zu deutlich niedrigeren Werten in anderen Industrieländern (ESR, 2011), siehe auch Band I, Kapitel 3. Neben der Erfassung von umfassenden Daten, befindet sich ein *Campylobacter*-Performance-Target in der Entwicklung und Erprobung, zu dessen Testung und Einhaltung die Geflügelfleischproduzenten verpflichtet werden sollen. Das Verfahren wurde bisher einem Bewertungsverfahren unterzogen und ist in zwei Phasen gegliedert. In Phase 1 wurden die Praktikabilität in der Anwendung und die Kosten zur Erreichung der Einhaltung des Programms bewertet (Stand Juli 2011). In der 2. Phase sollen die komplexeren Fragestellungen Berücksichtigung finden, um einen Aufwands-/Nutzen-Beurteilung zu erlauben. In Abhängigkeit von der jährlichen Schlachtzahl wird zwischen Standard Throughput (>1.000.000 Broiler p.a.) und very low Throughput (<1.000.000 Broiler p.a.) unterschieden. Daraus ergeben sich die Untersuchungshäufigkeit und Probenzahl, die von einem Broiler-Schlachtbetrieb gefordert werden. Die Testung erfolgt als

Karkassenspülprobe, bei der in Abhängigkeit von der festgestellten *Campylobacter*-Zahl hygienische Verbesserungen im Prozess eingeleitet werden müssen, oder das Fleisch zum Beispiel einer Gefrierbehandlung zu unterziehen ist, wenn das Kriterium über einen längeren Zeitraum wiederholt nicht eingehalten wurde. Regelmäßige Befragungen der betroffenen Industrieteilnehmer sollen der Durchführbarkeit und Angemessenheit Rechnung tragen, so dass ein gemeinsamer Konsens gefunden werden kann (MAF, 2011a,b). Mit Stand Dezember 2012 wurden die Kriterien genauer definiert, dabei wurden quantitative Daten zur Bewertung erhoben. Die Nicht-Einhaltung der geforderten Kriterien (siehe Tab. 3-2) führt zu Maßnahmen in dem Betrieb, die insbesondere die Überprüfung der Verarbeitungshygiene betreffen. Während die Einhaltung des Kriteriums im nächsten Zeitfenster zu einer „Löschung" der ersten Nicht-Einhaltung führt, werden bei steigender Zahl aufeinander folgender nicht zufriedenstellender Ergebnisse, die Maßnahmen intensiviert. Im Extremfall sind Umleitung des Fleisches in andere Verarbeitungskanäle oder Schließung des Betriebs möglich.

Tab. 3-2 *Campylobacter*-Performance-Target (CPT) Neuseeland (MPI, 2012)

	Probenzahl	
	Standard Produktion*	**Sehr niedriger Produktion****
Bewertungszeitraum 3-Prozessperioden	45 Proben in 15 Produktionstagen[a]	9 Proben in 3 Produktionswochen[b]
nicht zufriedenstellend	EF n ≥ 7; DF ≥ 30	EF ≥ 2 ; DF ≥ 6

* >1.000.000 Broiler pro Jahr; ** <1.000.000 Broiler pro Jahr; [a] 1 Prozessperiode entspricht 5 Tagen =>15 Proben; [b] 1 Prozessperiode entspricht einer Woche =>3 Proben; EF = Enumeration Failure bei n Proben mit >3,78 Log_{10} KbE/Schlachtkörper; DF = Detection Failure bei n Proben mit >2,3 Log_{10} KbE/Schlachtkörper

Das ein striktes Vorgehen zur Bekämpfung von *Campylobacter* erfolgversprechend sein kann, wird am Beispiel von Island deutlich. Dort wurden sowohl Biosicherheitsmaßnahmen in der Tierhaltung, die Gefrierbehandlung *Campylobacter* positiv getesteten Hähnchenfleisches und eine intensive Verbraucheraufklärung durchgeführt. Allerdings handelte es sich um eine sehr viel kleinere Geflügelwirtschaft im Vergleich zu Europa oder den USA, so dass die Voraussetzungen zum Erfolg als besser einzustufen waren (Stern et al., 2003).

Abschließend ist festzustellen, dass die Verbesserung des Verbraucherschutzes und die Reduzierung der Ausbreitung von *Campylobacter* nur über ein Vorgehen auf allen Stufen der Lebensmittelkette zielführend sein wird. Maßnahmen in der Schlachtung allein sind vornehmlich auf Dekontaminationsmaßnahmen mit begrenztem Erfolg beschränkt. Wenn es nicht gelingt, den Eintrag in den Schlachthof zu reduzieren, kann selbst unter Einhaltung einer guten Schlachthofhygiene und unter Einsatz moderner Schlachttechnologien von keiner ausreichenden Reduzierung der *Campylobacter*-Zahl auf dem Fleisch ausgegangen werden. Untersuchungen haben gezeigt, dass durchaus erfolgversprechende Ansätze auf den Stufen der Primärproduktion bestehen, die eine Reduzierung der *Campylobacter* im Darm der Tiere kurz vor der Schlachtung erreichen lassen und damit den Eintrag und die Kontamination auf späteren Verarbeitungsstufen reduzieren (siehe Kapitel 2 Band II). Dies, gepaart mit einem quantitativen Kriterium auf der Schlachthofebene, bei dem stark belastetes Fleisch aus der Frischvermarktung ausgegliedert werden kann oder einer keimvermindernden Behandlung unterzogen wird, kann zu einer Verbesserung der Situation führen.

 Behr's Verlag, Hamburg

Literatur

ANONYM. (2003a): Richtlinie 2003/99/EG des Europäischen Parlaments und des Rates vom 17. November 2003 zur Überwachung von Zoonosen und Zoonoseerregern und zur Änderung der Entscheidung 90/424/EWG des Rates sowie zur Aufhebung der Richtlinie 92/117/EWG des Rates.

ANONYM. (2003b): Verordnung (EG) Nr. 2160/2003 Des Europäischen Parlaments Und Des Rates vom 17. November 2003 zur Bekämpfung von Salmonellen und bestimmten anderen durch Lebensmittel übertragbaren Zoonoseerregern.

ANONYM. (2005): Verordnung (EG) Nr. 2073/2005 der Kommission vom 15. November 2005 über mikrobiologische Kriterien für Lebensmittel .

ANONYM. (2007): Verordnung mit lebensmittelrechtlichen Vorschriften zur Überwachung von Zoonosen und Zoonoseerregern.

DGHM. (2012): Mikrobiologische Richt- und Warnwerte zur Beurteilung von Lebensmitteln.

EFSA. (2011): Scientific Opinion on *Campylobacter* in broiler meat production: control options and performance obectives and/or targets at different stages of the food chain. EFSA Journal **9**, 141

ESR. (2011). Annual Report Concerning Foodborne Disease in New Zealand 2010.
http://foodsafety.govt.nz/elibrary/industry/FBI-report-2011.pdf

FSIS. (2010). Compliance Guideline for Controlling *Salmonella* and *Campylobacter* in Poultry. Third Edition May 2010.
http://www.fsis.usda.gov/PDF/Compliance_Guide_Controling_Salmonella_Campylobacter_Poultry_0510.pdf

FSIS. (2012). FSIS Notice 54-12: PERFORMANCE STANDARDS FOR SALMONELLA AND CAMPYLOBACTER IN CHILLED CARCASSES AT YOUNG CHICKEN AND TURKEY SLAUGHTER ESTABLISHMENTS.
http://www.fsis.usda.gov/OPPDE/rdad/FSISNotices/54-12.pdf

GILBERT, R. J.; DE LOUVOIS, J.; DONOVAN, T.; LITTLE, C.; NYE, K.; RIBEIRO, C. D.; RICHARDS, J.; ROBERTS, D.; BOLTON, F. J. (2000): Guidelines for the microbiological quality of some ready-to-eat foods sampled at the point of sale. PHLS Advisory Committee for Food and Dairy Products. Commun. Dis. Public Health **3,** 163–167

MAF. (2011a). NMD *Campylobacter* Performance Target (Phase 1).
http://www.foodsafety.govt.nz/elibrary/industry/consultation-proposed-changes-to-campylobacter-performance-target/analysis-of-submissions.pdf

MAF. (2011b). Proposed Changes to the *Campylobacter* Performance Target (Phase 1).
http://www.foodsafety.govt.nz/elibrary/industry/consultation-proposed-changes-to-campylobacter-performance-target/discussion-paper.pdf

MPI. (2012). Schedule 1 National Microbiological Database Programme.
http://www.foodsafety.govt.nz/elibrary/industry/draft-poultry-nmd/schedule1-nmd-dbase-programme.pdf

NZFSA. (2010) Campylobacter Risk Management Strategy 2010–2013.

RUSSELL, S. M. (2011): New Food Safety and Inspection Service performance standards for *salmonella* and *campylobacter* in poultry will be costly, with no demonstrated public benefit.
http://wattagnet.net/New_salmonella,_campylobacter_performance_standards_for_poultry_lack_scientific_foundation.html

STERN, N. J.; HIETT, K. L.; ALFREDSSON, G. A.; KRISTINSSON, K. G.; REIERSEN, J.; HARDARDOTTIR, H.; BRIEM, H.; GUNNARSSON, E.; GEORGSSON, F.; LOWMAN, R.; BERNDTSON, E.; LAMMERDING, A. M.; PAOLI, G. M.; MUSGROVE, M. T. (2003): *Campylobacter* spp. in Icelandic poultry operations and human disease. Epidemiol. Infect. **130,** 23–32

Stichwortverzeichnis